Özlem Şengöz Şirin
Furkan Şavklıyıldız

Enxerto Ósseo e Biomateriais em Cirurgia de Pequenos Animais

Özlem Şengöz Şirin
Furkan Şavklıyıldız

Enxerto Ósseo e Biomateriais em Cirurgia de Pequenos Animais

Enxerto e Biomaterial

ScienciaScripts

Imprint

Any brand names and product names mentioned in this book are subject to trademark, brand or patent protection and are trademarks or registered trademarks of their respective holders. The use of brand names, product names, common names, trade names, product descriptions etc. even without a particular marking in this work is in no way to be construed to mean that such names may be regarded as unrestricted in respect of trademark and brand protection legislation and could thus be used by anyone.

Cover image: www.ingimage.com

Este livro é uma tradução do original publicado sob ISBN 978-620-3-58144-7.

Publisher:
Sciencia Scripts
is a trademark of
International Book Market Service Ltd., member of OmniScriptum Publishing Group
17 Meldrum Street, Beau Bassin 71504, Mauritius
Printed at: see last page
ISBN: 978-620-3-52602-8

CONTEÚDO

PREÂMBULO

União retardada, malunião, terapia não sindical, osteomielite, artrodese, pseudoartrose e defeitos ósseos são problemas encontrados na ortopedia. Juntamente com a regulação da redução e fixação estável, medidas auxiliares como a utilização de enxertos ósseos ou materiais de enxerto ósseo são muito importantes na maioria dos casos. Os materiais de enxerto ósseo têm normalmente um ou mais componentes. Estes componentes são uma matriz osteocondutora que fornece um andaime para novo crescimento ósseo, proteínas osteoindutoras que suportam a mitogénese de células indiferenciadas, e células osteogénicas que podem formar osso no ambiente apropriado. O osso autólogo é considerado o "padrão de ouro" para estimular a reparação e regeneração óssea, mas pode ser encontrado em quantidades limitadas e o procedimento de recolha de material pode resultar em complicações. Os materiais de enxerto ósseo podem ser utilizados em vez do enxerto ósseo autólogo ou podem ser melhorados através da adição à quantidade existente de enxerto ósseo autólogo. Neste livro, o objectivo é examinar os materiais de enxerto ósseo e de enxerto disponíveis em cirurgia ortopédica.

1. INTRODUÇÃO

Sabe-se que um enxerto ósseo ideal deve ter propriedades de osteogénese, osteoindutividade, osteocondutividade e osteointegração. Por conseguinte, é importante compreender o mecanismo de acção de cada enxerto. Os enxertos ósseos são utilizados para colmatar defeitos ósseos críticos e são colocados na área receptora. A inserção do enxerto ósseo envolve duas etapas básicas: (1) A ligação entre os bordos do enxerto e os bordos dos segmentos ósseos naturais, (2) A reabsorção gradual do enxerto em relação à substituição por osso novo (Goldberg & Stevenson, 1987). A área coberta pelo enxerto deve eventualmente transformar-se em osso vivo e ser permanentemente acessível aos mecanismos de remodelação fisiológica. Este processo é normalmente muito lento e nem sempre pode ser realizado. Há muitos factores que regulam o processo de interpolação, estes factores são tipo de enxerto, porosidade, local receptor e interface enxerto-ósseo. A incorporação é melhor nos enxertos autógenos devido à sua estrutura porosa que permite uma fácil invasão vascular e celular. A estrutura do enxerto tem uma grande superfície coberta por osteoblastos, de modo que se torna osteocondutiva e osteogénica, além disso, a matriz óssea pode ser desmineralizada através da invasão vascular extensa e as suas proteínas podem ser libertadas pela acção dos osteoclastos. A falta de integração entre o enxerto e os segmentos ósseos adjacentes atrasa o processo ou raramente está completo (Kheirallah & Almeshaly, 2016).

Os processos após a colocação do enxerto podem ser resumidos da seguinte forma; formação de hematoma, libertação de factores indutores do osso e cura celular, inflamação e desenvolvimento do tecido fibro-vascular que liga o enxerto ao osso adjacente, invasão vascular do enxerto, reabsorção focal do enxerto por osteoclastos, nova formação óssea, incisão entre o enxerto e o osso circundante, e remodelação do enxerto (Elsavlanty e Geneco , 2009; Kheirallah & Almeshaly, 2016).

Diferentes estratégias podem ser utilizadas para induzir ou aumentar a nova formação óssea, mas todas dependem, em graus variáveis, da repetição do processo natural de formação óssea, particularmente a formação óssea embriológica e a cura óssea secundária (Karen & Johnston, 2012). Os efeitos na formação óssea incluem sinais moleculares específicos, respostas celulares, produção de matrizes, forças físicas (gravidade, movimento, forças dos tecidos circundantes), efeitos vasculares da tensão do oxigénio e fornecimento de nutrientes metabólicos. Da mesma forma, a reparação óssea secundária segue mecanismos e princípios semelhantes de formação óssea (Karen & Johnston, 2012).

1.1. Enxerto

Um enxerto é um tecido transplantado para outra região no mesmo organismo ou de outro ser vivo para reparar um defeito (Martinez & Walker, 1999). O enxerto ósseo, por outro lado, é o transplante ou implantação de um osso ou material ósseo numa área para substituir o osso em falta ou para aumentar a cicatrização óssea (Gemmill & Clements, 2016). O osso é o segundo tecido mais transplantado no corpo (Laurencin et al., 2006) e são realizados aproximadamente 3,5 milhões de procedimentos de enxerto ósseo por ano. Os enxertos são utilizados em situações em que são necessárias grandes quantidades de enxertos ósseos, tais como reconstrução de grandes defeitos ósseos causados por trauma, tumores, infecções e defeitos congénitos, e também onde a regeneração está comprometida (osteoporose, pseudartroses necróticas e atróficas).

De acordo com a Academia Americana de Cirurgiões Ortopédicos, mais de 6,3 milhões de pessoas desenvolvem anualmente fracturas ósseas só nos EUA (Javaid & Kaartinen, 2013). O tratamento de aproximadamente 25% destes requer algum tipo de enxerto ósseo. Muitos destes procedimentos envolvem a utilização de osso autógeno normalmente recolhido da crista ilíaca. Estudos recentes mostraram que a colheita de enxertos ósseos da crista ilíaca está associada a um risco acrescido de morbilidade. Dois anos após a cirurgia de enxerto ósseo da crista ilíaca, foi relatado que até 25% dos doentes ainda sentem dor na área doadora. Esta morbilidade potencial, juntamente com a absorção limitada do osso autógeno, tem sido a força motriz para os investigadores desenvolverem materiais de enxerto ósseo avançados (Telvin et al., 2014; Sheikh et al., 2015).

São geralmente necessários quatro elementos em enxertos ósseos para a regeneração óssea em enxertos ósseos: Osteocondução, osteoindução, osteointegração e osteogénese. A osteocondução é a capacidade de apoiar o crescimento ósseo no local cirúrgico onde os poros, condutas e vasos sanguíneos são formados no osso. Osteoblastos na borda do defeito utilizam o material de enxerto ósseo como um andaime para se propagar e produzir novo osso sobre o mesmo. A osteoindução é a estimulação das células osteoprogenitoras para se transformarem em osteoblastos e depois iniciar a formação de novo osso.

As células osteoindutoras mais frequentemente estudadas são as proteínas morfogénicas ósseas (BMP). Um material de enxerto ósseo que é osteocondutor e osteoindutor não só actua como um andaime para osteoblastos existentes, mas também desencadeia a formação de novos osteoblastos. A osteointegração é o contacto directo do osso vivo com o material de enxerto. Finalmente, a osteogénese é a formação de novo osso por osteoblastos no material de enxerto (Kheirallah & Almeshaly, 2016; Nandi et al., 2010).

O enxerto ósseo autólogo é considerado o "padrão de ouro" para estimular a reparação e regeneração óssea, mas a quantidade que pode ser obtida é limitada e o procedimento de recolha de material pode causar complicações. Os materiais de enxerto ósseo podem ser utilizados em vez de enxerto ósseo autólogo ou podem ser reproduzidos através da adição à quantidade existente de enxerto ósseo autólogo (Nandi et al., 2010).

A obtenção de enxertos ósseos tem limitações inerentes. Isto levou à necessidade de desenvolver novos materiais de enxerto ósseo. Os substitutos são vantajosos devido à sua abundância, mas infelizmente faltam-lhes propriedades osteoindutoras e osteogénicas. Isto pode causar má integração e possível falha mecânica (Scaglione et al., 2014; Stevens et al. 2008, Graham et al., 2010). Por conseguinte, devem ser desenvolvidos materiais de enxerto ósseo de nova geração. Utilizando técnicas de engenharia de tecidos, é possível conceber novos materiais que visam reduzir as desvantagens dos enxertos tradicionais e melhorar a integração, osteogenicidade, osteocondutividade e osteoindutividade dos enxertos (Kheirallah & Almeshaly, 2016).

O advento da engenharia de tecidos ao longo dos anos tem sido visto como uma alternativa promissora ao actual padrão de cuidados e pode potencialmente ultrapassar muitas das limitações encontradas com enxertos autogéneos convencionais que incluem procedimentos cirúrgicos adicionais. A engenharia de tecidos utiliza as próprias células precursoras do paciente, matrizes ósseas e factores de crescimento para regenerar o tecido perdido. Como resultado da investigação nesta área, a regeneração óssea tem atraído muito mais atenção, uma vez que o osso é um dos tecidos com maior potencial regenerativo no corpo humano (Bessa et al., 2008). A regeneração óssea pode ser pensada como a recapitulação do desenvolvimento ósseo embrionário porque o osso cura através da produção de novos ossos e não da formação de tecido cicatrizado. Este processo de cura ou regeneração óssea envolve a complexa rede de moléculas que contêm proteínas morfogénicas ósseas (BMPs). As BMPs são o grupo de factores de crescimento mais promissor e amplamente estudado que desempenham um papel na melhoria da cicatrização óssea (Carreira et al., 2014). Desde a descoberta do Urist das BMPs como proteínas indutoras de osso, o interesse na engenharia de tecidos para aplicações ortopédicas, craniofaciais e periodontais tem crescido exponencialmente (Bessa et al., 2008; Urist M.R. e Strates B.S., 1971). Muitos grupos de investigação demonstraram que as BMPs podem induzir a diferenciação de células estaminais mesenquimais e células estaminais em células osteogénicas que podem produzir osso (Zhang et al., 2014; Sheikh et al., 2015).

1.2. Tecido ósseo

O tecido ósseo é constituído por matriz extracelular óssea e células ósseas. A matriz extracelular é constituída por componentes orgânicos e inorgânicos. Os componentes orgânicos consistem em fibrilas de colagénio tipo I, osteopontino e osteocalcina. Na matriz extracelular óssea, a osteopontinina é conhecida por promover a ligação celular através da ligação covalente com fibronectina e colagénio tipo I. Tanto a osteopontinina como a osteocalcina têm a capacidade de ligação ao cálcio e podem apoiar a nucleação do fosfato de cálcio durante a mineralização (Gadeau et al., 2001). Os componentes inorgânicos da matriz são iões de cálcio, carbonato e fosfato dispostos numa estrutura cristalina. A mineralização matricial começa com a separação dos cristais de fosfato de cálcio, seguida do crescimento dos cristais. As proteínas não-colagénicas podem ser pontos de nucleação para a cristalização. Há três tipos de células ósseas no tecido ósseo: osteoblastos, osteoclastos, e osteócitos. Os osteoblastos são responsáveis pela formação óssea através da síntese e secreção de uma matriz extracelular orgânica, e também sintetizam uma variedade de factores de crescimento, incluindo o factor de crescimento transformador-β (TGF-β) e as proteínas morfogénicas ósseas (BMPs), que podem ajudar tanto no recrutamento como na diferenciação das células estaminais. Quando a matriz não é formada activamente, os osteoblastos são incorporados na matriz extracelular e tornam-se osteócitos. Os osteoclastos são responsáveis pela reabsorção óssea. A comunicação entre três tipos de células ósseas regula a formação e reabsorção óssea (Kheirallah & Almeshaly, 2016).

1.3. Propriedades ideais do enxerto ósseo

O enxerto ósseo ideal deve ser osteoindutivo, osteocondutivo e osteogénico. Deve ser rapidamente osteointegrado e disponível de forma fácil e barata. Além disso, o receptor não deve apresentar qualquer risco para o doente, incluindo a transmissão ao doente, não deve ser imunogénico, e não deve estar associado a problemas tais como a morbilidade do local doador. Infelizmente, tal produto "perfeito" não existe. O auto-enxerto é considerado o padrão ouro para aplicações de enxerto ósseo em ortopedia humana e veterinária, mas a obtenção envolve um procedimento cirúrgico adicional com um risco de morbilidade do local doador. Os recentes desenvolvimentos em materiais de enxerto ósseo têm sido importantes. Os aloenxertos, especialmente os aloenxertos corticocelulares utilizados como expansores de volume de enxerto osteocondutor, e a matriz óssea desmineralizada (DBM) para osteoindução são mais amplamente utilizados. No futuro, a engenharia de tecidos pode produzir produtos mais próximos do enxerto ósseo perfeito, como a utilização de células estaminais mesenquimais combinadas com enxertos aloplásticos e produtos do tipo proteína morfogénica óssea (BMP). No entanto, é pouco provável que um simples auto-enxerto esponjoso seja completamente substituído num futuro previsível.

2 .ENXERTO ÓSSEO EM ORTOPEDIA VETERINÁRIA

2.1. Classificação de acordo com a criatura (individual) de onde são retirados

2.1.1. Auto-enxerto (Enxerto autógeno, Enxerto autólogo)

O enxerto ósseo esponjoso autógeno, que ainda é aceite como o padrão de ouro, constitui a base das aplicações de enxerto ósseo, especialmente em medicina veterinária. Este enxerto, que normalmente é retirado do paciente durante a cirurgia, utiliza todas as estratégias de regeneração óssea. Embora o número de células num enxerto ósseo seja limitado, os trabéculos são cobertos com osteoblastos que fornecem osteogénese sob a influência de citocinas locais. A matriz óssea fragmentada de osso esponjoso liberta todos os meios de citoquinas e factores de crescimento da matriz extracelular; estas substâncias são osteoindutoras. Um enxerto devidamente colhido protege o andaime estrutural, que actua como um canal especial através do qual se pode formar novo osso; esta é também a tarefa da osteocondução. Além disso, a hemorragia e o coágulo resultante, plaquetas activadas e, por conseguinte, grânulos alfa de plaquetas libertados contendo factor de crescimento-1 (IGF-1) semelhante à insulina, factor de crescimento (PDGF) semelhante à plaqueta e factor de crescimento transformador (TGF), - que servem como função osteopromotiva - contém factores de crescimento. Além disso, proporciona uma rejeição imunológica mínima e completa compatibilidade dos tecidos. Além disso, a rejeição imunológica mínima assegura a compatibilidade completa dos tecidos (Nandi et al., 2010; Gemmill & Clements, 2016). O intervalo de tempo entre a colheita do enxerto e o transplante é também um factor importante. Os enxertos ósseos autógenos mantêm a sua vitalidade durante duas horas quando mantidos em soro fisiológico normal. Coupland concluiu que o enxerto permanece inalterado na sua forma e actua como um andaime passivo para o desenvolvimento de novos ossos quando aplicado após autoclavagem para preencher o defeito (Coupland, 1969; Nandi et al., 2010).

O enxerto ósseo autógeno é inquestionavelmente o produto de enxerto mais adequado. No entanto, o enxerto autógeno também apresenta desvantagens na sua aplicação; estas estão associadas ao procedimento de obtenção do paciente e incluem (Gemmill & Clements, 2016):

Um segundo sítio cirúrgico que aumenta o tempo de cirurgia, o custo e a exigência de morbidade.

Dor da zona onde o enxerto é obtido. Este é um problema com o auto-enxerto humano, contudo parece ser menos significativo em cães e gatos.

Potencial risco de fractura óssea na área doadora.

Danos cosméticos (cicatriz no local do enxerto). Isto é para a maioria dos cães e gatos não é uma grande preocupação.

O rendimento dos enxertos pode variar em quantidade e qualidade dependendo do volume de enxerto obtido e da proporção de células biologicamente activas. As características de sobrevivência celular dos diferentes locais de enxerto ósseo e após a colheita do enxerto não estão suficientemente documentadas em cães e gatos. Condições tais como mielodisplasia ou idade avançada podem afectar significativamente a produção de enxertos (Gemmill & Clements, 2016).

Tipos de enxertos autógenos;

Auto-enxerto esponjoso: O osso esponjoso é retirado da metáfise de ossos longos com a ajuda de uma cureta para fins de enxerto. Isto contém uma pequena quantidade de osso e sangue trabecular de partículas. Nenhum procedimento necessário e pronto para enxertia imediata

Auto-enxerto Corticocancellous: É uma mistura de osso cortical e esponjoso. Pode ser obtido de diferentes maneiras a partir do auto-enxerto esponjoso. Um exemplo é a aplicação de um escareador na asa ilíaca. Inicialmente, obtém-se osso cortical e posteriormente osso esponjoso, mas o enxerto resultante é uma mistura de osso fino morselizado.

Auto-enxerto Cortical não-vascularizado: Partes do osso cortical ressecado são obtidas e enxertadas. Por exemplo, foi relatado que os enxertos não-vascularizados de ulnar e costelas foram utilizados no defeito do problema não sindical mandibular em cães. Quando o enxerto é revascularizado, a osteointegração deve ocorrer, mas este pode ser um processo lento que leva até 1 ano. Uma desvantagem é que, durante o transplante, a porção de enxerto do osso é avascular e pode potencialmente actuar como um nidus para infecção.

Enxerto Ósseo Cortical Vascularizado: Este é um procedimento complexo que envolve o transplante de um segmento ósseo, incluindo o fornecimento vascular do enxerto. Um exemplo poderia ser o transplante de uma secção do cúbito vascularizado com a protecção da artéria interóssea caudal e da veia para o local adjacente da ostectomia radial criada pela excisão do tumor ósseo radial distal. A sua vantagem é que o osso enxertado retém as suas necessidades vasculares e, portanto, todas as suas propriedades biológicas. O implante pode ser aplicado e o osteointegrasyon hızla ilerlemelidir. 20 hafta içinde radyografik kaynama bildirilmiştir.

O osso cancelloso tem excelentes propriedades osteocondutoras, mas não fornece apoio estrutural. As citocinas e os factores de crescimento dentro do enxerto contribuem para a osteoindução, incluindo TGF-ß1, BMP, factor de crescimento epidérmico, factor de crescimento derivado de plaquetas (PDGF), factor de crescimento fibroblástico (FGF), e factor de crescimento endotelial vascular (VEGF). Os osteoblastos na superfície do enxerto podem sobreviver ao transplante e contribuir para a osteogénese. O osso esponjoso é considerado mais osteogénico do que o osso cortical, pois tem uma estrutura porosa de baixa densidade que permite a disseminação de nutrientes e factores de crescimento. Mais tarde, as células estaminais mesenquimais no enxerto são encorajadas a diferenciarem-se e a proliferarem.

2.1.2 Allograft (Enxerto Alogénico, Homograft)

Um aloenxerto é um enxerto aplicado entre diferentes seres vivos da mesma espécie (Gemmill & Clements, 2016). As limitações associadas à recepção de auto-enxertos para enxerto ósseo podem ser ultrapassadas através da utilização de aloenxertos

(Nandi et al., 2010). O osso alogénico tem propriedades tanto osteoindutoras como osteocondutoras. No entanto, em comparação com o auto-enxerto, carece tipicamente de células osteogénicas viáveis derivadas da medula óssea. O osso é concebido para curar com factores de crescimento dispersos pela matriz de colagénio subjacente do seu conteúdo mineral. A publicação histórica das proteínas morfogénicas ósseas definidoras de Urist sustenta a nossa compreensão actual do complexo mecanismo latente de múltiplos factores de crescimento que podem ocorrer através de traumas ósseos e activação osteoclasta (Urist M.R. e Strates B.S., 1971). Com as proteínas morfogénicas ósseas naturais que ocorrem através da desmineralização, o aloenxerto pode facilitar a indução do crescimento ósseo através dos mesmos mecanismos. O processamento moderno do aloenxerto é concebido para preservar todas as proteínas morfogénicas ósseas estáveis em ácido. Na sua forma anatómica, o aloenxerto fornece um andaime osteocondutor ideal para a migração para osteoblastos. Como se pode ver nos auto-enxertos, não há falta de produto no aloenxerto. O osso do aloenxerto também não tem riscos de morbidade associados ao auto-enxerto.

Contudo, tem alguns riscos por si só, incluindo o risco de transmissão e problemas de compatibilidade de tecidos, mas estes problemas são significativamente reduzidos através de uma manipulação adequada dos enxertos e raramente são vistos em gatos e cães.

A utilização de aloenxertos está a aumentar. Nos EUA, aproximadamente 1,5 milhões de pessoas são enxertadas anualmente. O aloenxerto é utilizado em aproximadamente um terço destas aplicações de enxerto (Gemmill & Clements, 2016). Embora o aloenxerto seja considerado em risco de transmissão de doenças, os aloenxertos musculoesqueléticos (osso, osteocondral, osso-tendão e ossoligamento) foram transplantados em segurança nos EUA para mais de 10 milhões de pessoas nas últimas duas décadas (Mroz et al., 2008). Durante este período, foram relatadas muito poucas infecções (aproximadamente 35 por 10 milhões de casos de enxertos). As doenças transmitidas incluem doenças bacterianas, hepatite, raiva, e vírus da imunodeficiência humana (VIH). Desde o primeiro relatório de transmissão do VIH (note-se que isto foi antes de o teste de anticorpos contra o VIH ser necessário em

1988), muito cuidado foi tomado para evitar a transmissão. Cada banco de tecidos precisa de rastrear cada aloenxerto produzido até ao receptor. Não foram notificados casos de transmissão de doenças nos últimos 30 anos, quando foram aplicados produtos ósseos tratados (por exemplo, liofilizados e/ou desmineralizados). Desde 1996, quando os ossos de animais aloenxertos disponíveis comercialmente são apresentados pela primeira vez aos veterinários, não foram notificados casos de transmissão de doenças (Karen & Johnston, 2012).

A Associação Americana de Bancos de Tecidos (AATB) é a instituição que estabelece padrões nacionais para os processos bancários de tecidos. Esta organização tem vindo a estabelecer os padrões para os bancos de tecidos há 25 anos. Como resultado, as técnicas relacionadas com o rastreio de dadores, processamento e preservação de tecidos, controlo de qualidade e rastreabilidade têm melhorado significativamente. A AATB exige o rastreio do histórico de saúde do dador e avaliações de risco comportamental, bem como testes de doenças infecciosas e culturas microbiológicas dos produtos finais. Além disso, certas estruturas organizacionais requerem um programa abrangente de controlo de qualidade / garantia de qualidade e estudos de aprovação de processos. Especifica como as texturas devem ser obtidas e processadas e os padrões de documentação exigidos. Nos EUA, os bancos de tecidos veterinários comerciais aderem à associação quando cumprem os padrões estabelecidos pela AATB (Osborne et al., 2016; Karen & Johnston, 2012).

O osso alograft, que está comercialmente disponível nos EUA, vem de um banco especial de tecidos animais. O osso do aloenxerto é recolhido assepticamente de animais dadores eutanizados por outras razões que não a doação de tecido, por exemplo agressão e traumatismo. O consentimento informado é obtido de cada proprietário de animal de estimação antes do animal se tornar doador. A elegibilidade do doador é determinada através de protocolos específicos de rastreio do historial médico e social, incluindo a revisão do historial médico e registos de vacinas, entrevistas a proprietários relativamente a eventos do historial médico, e testes serológicos para doenças infecciosas. Os cães devem ser vacinados contra a raiva, distempera, parvovírus e hepatite (adenovírus-2), e recomenda-se a vacinação contra a parainfluenza, leptospirose e coronavírus. Uma amostra de sangue colhida durante a doação é testada para um painel de doenças transmitidas por carraças que inclui brucela, verme do coração, e Ehrlichia canis, Babesia canis, Borrelia burgdorferi, Rickettsia rickettsii. Como em qualquer procedimento cirúrgico estéril, o processamento asséptico deve limitar ou minimizar a contaminação dos tecidos. Imediatamente após o procedimento, as bactérias são cultivadas a partir de cada osso, envolvidas em invólucros de barreira, seladas, rotuladas e colocadas no congelador a -70ºC, enquanto se esperam os resultados de culturas microbiológicas aeróbicas e anaeróbicas de 14 dias. Todos os tecidos com organismos inaceitáveis são descartados ou apenas movidos para o inventário de investigação. O tecido inaceitável é processado separadamente para remover qualquer tecido mole, incluindo periósteo e cartilagem. O osso é então processado em tipos de enxertos individuais, incluindo osso inteiro e a haste principal para aplicações de preservação e suporte de membros, como blocos ou secções corticais curtas para fusões da coluna cervical, e para grandes perdas ósseas. Os aloenxertos de fáscia e tendões também podem ser processados. O osso morselizado é posteriormente processado para fazer partículas esponjosas e pó de osso cortical para desmineralização (Bergman et al., 2008). Os pós de osso cortical são filtrados para tamanhos de partículas específicos (ex. 125 a 1180 microns) dependendo do tipo de material de enxerto final desejado. Todos os enxertos ósseos são então purificados para eliminar medula óssea, lípidos e outros elementos imunogénicos. O tratamento posterior dos enxertos pode incluir aplicações de lavagem com antibióticos. O osso pode ser liofilizado ou congelado. Os materiais de enxerto a granel são re-transplantados para garantir que não sejam contaminados durante o processamento. Após recepção da cultura negativa de 14 dias, os tecidos são finalmente embalados e semeados uma vez mais. As culturas finais são retiradas do enxerto na sua embalagem final e o esfregaço é representativo da embalagem estéril, bem como do material do enxerto. As culturas a granel do osso são também colhidas durante a embalagem. Todas as culturas de embalagem final são culturas estéreis bacteriostáticas / fungistáticas aprovadas, de acordo com o códice americano (USP). Registos de clínicas médicas de enxertos ósseos embalados na sua forma final, rótulos contendo os termos de utilização e o banco de tecidos para chegar aos recipientes estão disponíveis. Quando todos os documentos de transacção são revistos e os procedimentos operacionais padrão do banco são incluídos nas especificações escritas, emerge o estado final da embalagem dos enxertos. Quando contém as suas especificações, a embalagem final dos enxertos ocorre. Os enxertos congelados são conservados a uma temperatura de armazenamento de -70°C. Os enxertos liofilizados podem ser irradiados com irradiação gama para facilitar o armazenamento à temperatura ambiente.

A irradiação proporciona esterilização terminal, uma vez que as normas AATB exigem um ambiente limpo e asséptico no qual os aloenxertos serão fornecidos e proporcionam a garantia de esterilidade das culturas USP. A maioria dos bancos de tecidos esterilizam terminais de aloenxertos músculo-esqueléticos.

irradiação por raios gama ou feixe de electrões utilizados no início dos anos 90. A irradiação tem efeitos bactericidas e virucidas e demonstrou fornecer uma esterilidade quase completa em doses relativamente baixas. É evidente que a irradiação em doses elevadas pode ter efeitos prejudiciais sobre a osteoindutividade e as propriedades biomecânicas do osso portador de carga. No entanto, muitos estudos relataram que a irradiação em doses baixas (abaixo de 2,5 mrad) mostrou que não prejudica as propriedades biomecânicas do osso. Por esta razão, a maioria dos bancos de tecidos utilizam actualmente a irradiação gama de dose baixa como método preferido para conseguir a esterilização terminal dos enxertos. A esterilização por óxido de etileno (EtO) de osso de aloenxertos foi utilizada em bancos de tecidos e em ambientes hospitalares no início da década de 1980. Devido às consequências adversas significativas no que diz respeito aos resíduos de EtO nos tecidos, foi rapidamente alterado para irradiação utilizada como método de esterilização. Embora a esterilização de EtO seja eficaz para instrumentos e materiais cirúrgicos que não se destinam a ser implantados, em geral tem muitos perigos. Em 1978, a Food and Drug Administration (FDA) criou directrizes para concentrações mínimas residuais de EtO e subprodutos devido à sua toxicidade em produtos esterilizados (Vangsness et al.,

2003). Os subprodutos da esterilização de EtO cloroidrina e etilenoglicol causaram respostas inflamatórias no hospedeiro (Vangsness et al., 2003). Além disso, foi demonstrado que as concentrações residuais inibem o crescimento de fibroblastos e reduzem a actividade de formação de ossos. Foi sugerido que o arejamento, armazenamento e enxaguamento dos enxertos antes da sua utilização reduz as concentrações persistentes de EtO. Contudo, o arejamento e o enxaguamento são passos após a esterilização que podem resultar na contaminação de enxertos previamente esterilizados (Karen & johnston, 2012). Osso alogénico está disponível em muitas formas como matriz óssea desmineralizada, cimento morselizado e canceloso, enxertos corticocelulares e corticais, osteocondral e segmentos ósseos completos (Nandi et al., 2010; Gemmill e Clements, 2016).

2.1.3. Isograft

É um enxerto aplicado entre dois indivíduos geneticamente separados de um único zigoto. Os enxertos aplicados entre gémeos são um exemplo de isoenxertos (Slatter, 2003; Durmuş, 2000).

Após o transplante de auto-enxertos e isoenxertos, ocorre imediatamente uma nova formação óssea. A origem deste novo osso está a ser debatida. Embora alguns investigadores admitam até certo ponto que o enxerto pode crescer a partir de células osteogénicas (Urist e McLean 1951, Ham e Gordon 1952, Hutchinson 1952, Ray & Sabet 1963, Puranen 1966, Bohr et al 1968), alguns afirmam que é completamente produzido a partir da metaplasia das células hospedeiras (Barth 1893, Reynolds e Oliver 1949, De Bruyn e Kabisch 1955). Chalmers sugeriu que existem duas fases de osteogénese em alguns homoenxertos ósseos. Há uma fase precoce em que as células do enxerto se juntam e cortam devido a uma resposta imunitária, e uma fase tardia devido à actividade das células do hospedeiro. Contudo, no caso dos isoenxertos, tal distinção não pode ser feita utilizando técnicas histológicas (Elfos e Pratt, 1975).

Com o desenvolvimento de um ensaio objectivo de osteogénese, é possível fazer uma avaliação mais dinâmica da osteogénese em enxertos ósseos. A utilização desta abordagem é prova de duas fases de osteogénese em isoenxertos ósseos. Demonstrou que o enxerto tem uma grande contribuição na fase inicial e a segunda fase consiste no hospedeiro (Elfos e Pratt, 1975).

O novo padrão de formação óssea foi estudado em isoenxertos de osso ilíaco fresco, bem como isoenxertos de osso ilíaco morto ou irradiado. Foram encontradas duas fases de osteogénese em alguns enxertos frescos. Enquanto uma fase inicial ocorreu durante as primeiras 3 semanas após o transplante, a segunda fase ocorreu 8 semanas mais tarde. A primeira fase está ausente em enxertos sem células viáveis e, portanto, concluiu-se que as células do enxerto são largamente responsáveis por esta osteogénese precoce. A segunda fase, como sugerido, tem um componente hospedeiro importante e pode ser devido à indução do potencial osteogénico em células mesenquimais hospedeiras. A segunda fase pode ter a primeira relação de sobreposição, mas o seu alcance não é claro. A remoção da medula óssea do enxerto tem pouco efeito na fase inicial da nova formação óssea, e sugere-se que as células endósteas sobreviventes são os principais participantes na osteogénese precoce (Elfos e Pratt, 1975).

2.1.4. Syngenesiogreft
É um enxerto utilizado entre indivíduos com laços de sangue (Durmuş, 2000).

2.1.5. Xenograft (Enxerto de Xenogénio, Heterogreft)

É um enxerto utilizado entre indivíduos pertencentes a espécies diferentes. Exemplos de tecidos animais e xenoenxertos corais implantados em humanos. O uso de xenoenxertos para reparar defeitos ósseos tem sido notável desde os anos 60. A utilização de um xenoenxerto reduz o risco de doença infecciosa do hospedeiro ao receptor e também assegura que o xenoimplante é totalmente reabsorvido como resultado da antigenicidade do enxerto. Assim, elimina a necessidade de procedimentos cirúrgicos adicionais para remover os implantes (Martinez & Walker, 1999). Portanto, a sua antigenicidade é significativamente mais elevada do que os aloenxertos. Naturalmente, requer um processo de esterilização, que pode resultar numa diminuição das propriedades osteoindutoras. No entanto, devido ao grande número de doadores, estes enxertos são mais baratos e mais facilmente disponíveis. Além disso, o prazo de validade é geralmente longo, devido a processos de esterilização extensivos. O enxerto ósseo xenógeno mais utilizado em cirurgia ortopédica é o enxerto derivado de bovinos (Shibuya & Júpiter, 2015).

O xenoenoganato de origem bovina é produzido por tratamento de 24 horas de osso com etileno diamina para separar componentes orgânicos e colheita de minerais ósseos naturais. A matriz inorgânica de cálcio resultante é então esterilizada e considerada pronta a ser utilizada. Este material inorgânico esterilizado é desprovido de ingredientes orgânicos e é um esqueleto de hidroxiapatite corticocancélica (HA) com estrutura micro / macroporosa. A estrutura natural de HA actua como fonte de cálcio para a formação de novos ossos e mantém o seu tamanho físico durante a fase de remodelação (Simith et al .; Regular, 2016).

Os ofícios de xenogénio derivados de bovinos mostram propriedades osteocondutoras e parcialmente osteoindutoras (Schwartz et al., 2000; Düzenli, 2016). Quando o xenoenxerto é utilizado sozinho, as células osteogénicas nas extremidades do defeito começam a formar novo osso em direcção ao material do enxerto. No entanto, quando usadas com enxertos ósseos autógenos para aumentar o potencial regenerativo, pode começar a formação de novo osso dentro do enxerto contendo células osteogénicas. Estudos histológicos demonstraram que não há formação de tecido fibroso ou espaço entre o osso e a estrutura HA (Düzenli, 2016).

Os Xenografts são absorvidos por osteoclastos ao longo do tempo, mas alguns estudos têm demonstrado que este processo de absorção é extremamente lento. Num estudo clínico realizado por Schlegel e Donath, os defeitos ósseos mandibulares foram preenchidos com xenoenxertos derivados de bovinos (BDX) a 100% e mostraram que o material do enxerto estava presente no local do defeito mesmo após 6 anos. Pode-se concluir que o xenoenxerto permite a formação de novos ossos em torno do enxerto sem ser completamente absorvido, ao contrário de outros materiais de enxerto (Düzenli, 2016).

Sonis et al. Investigaram o papel do BDX em defeitos intra-ósseis criados artificialmente em cães. Os defeitos foram divididos em 2 grupos como BDX e desbridamento de aba aberta (OFD). Foram feitas avaliações clínicas e histológicas 1, 3, 6 e 12 meses após o procedimento. Ficou demonstrado que o enxerto é bem tolerado pelos tecidos e que não há reacções inflamatórias. A avaliação histológica de BDX revelou que a incorporação pode ser observada com 1 mês e o enxerto foi substituído por osso novo com 3 meses. Foram observadas diferenças histológicas entre os grupos aos 6 e 12 meses. Os investigadores concluíram que o BDX é fácil de usar e pode apoiar a formação de novo osso (Sonis et al., 1985; Düzenli, 2016).

Hanna et al. avaliaram os efeitos clínicos do plasma rico em plaquetas (PRP) + BDX em comparação apenas com o BDX. Os autores concluíram que a utilização de PRP com BDX dá melhores resultados do que apenas BDX no tratamento de defeitos intraósseos (Hanna et al., 2004; Düzenli, 2016).

Um estudo semelhante foi conduzido por Ouyang et al. Feito por. Os resultados do grupo PRP + BDX foram melhores em todos os parâmetros clínicos e as diferenças foram estatisticamente significativas. Os autores concluíram que a utilização combinada de PRP e BDX atinge melhores resultados em comparação com BDX apenas (Ouyang & Qiao, 2006; Regular, 2016).

Ledford et al advertiram contra a utilização de xenoenxertos à base de bovinos na cirurgia do pé. Reviram 13 casos reconstrutivos de crianças utilizando o xenoenxerto à base de bovinos para corrigir deformidades. Encontraram 7 complicações associadas ao enxerto ósseo de xenogénio nestes 13 pés (Ledford et al., 2013; Shibuya & Jupiter, 2015). Na cirurgia da coluna vertebral, Schultheiss et al. compararam o auto-enxerto de crista ilíaca com o xenoenxerto preservado com solvente no tratamento de fracturas da junção toracolombar. Enquanto 8 dos 11 pacientes que foram pré-fundidos com auto-enxertos tiveram osteointegração completa, os outros 3 tiveram um envolvimento parcial. Houve integração em apenas 2 dos 11 pacientes que foram submetidos a um bloco esponjoso xenogénico (Schultheiss et al., 2005; Shibuya & Jupiter, 2015).

Ao avaliar estes estudos, deve ter-se em mente que os métodos de processamento podem ser eficazes. Dentro do grupo do allograft, as propriedades dos materiais podem diferir significativamente devido a diferentes métodos de processamento e técnicas de esterilização. Antigenicidade, osteoindutividade e integridade estrutural podem variar muito devido a estas diferentes técnicas de processamento. (Shibuya & Júpiter, 2015).

2.1.6. Enxertos aloplásticos

Os enxertos aloplásticos são produtos de enxerto ósseo sintético. Está disponível em muitas variedades, mas é muito pouco utilizado no campo veterinário. O enxerto aloplástico ideal deve ser osteocondutivo e osteoindutivo e deve ser feito de material com propriedades ósseas. A maioria dos enxertos aloplásticos são feitos de hidroxiapatite, o componente mineral natural do osso. Contudo, os problemas comuns com enxertos aloplásticos incluem taxas de reabsorção baixas e imprevisíveis, fracas características de manipulação, tais como extrema fragilidade, maus resultados clínicos, e reacções inflamatórias do corpo estranho. Por estas razões, embora existam vários produtos disponíveis, estes raramente são utilizados em aplicações veterinárias de pequenos animais (Gemmill & Clements, 2016).

2.2. Classificação de acordo com a região em que são tomadas
2.2.1. Enxerto Ósseo Esponjoso (Cancellous)

O osso cancelloso é altamente poroso, osteocondutor, e é utilizado como expansores de enxerto autógeno ou enchimentos vazios. Não fornecem apoio estrutural. (Nandi et al., 2010). As propriedades osteoindutoras podem estar presentes devido ao processamento e esterilização de tecidos. O processamento envolve normalmente a remoção de tecidos moles, elementos celulares e da medula óssea. O osso esponjoso é morselizado em pequenos pedaços, de cerca de 1 a 4 mm de diâmetro, liofilizado e esterilizado por irradiação. O osso esponjoso morselizado pode ser moldado e aplicado a qualquer defeito. Também disponível como blocos ou cavilhas de osso esponjoso. Estes produtos são de forma e tamanho fixos cujos bordos podem ser moldados (Gemmill & Clements, 2016).

Em animais adultos jovens, regiões metafisárias de grandes ossos longos podem fornecer material de enxerto com elevado potencial osteogénico. Com o avanço da idade, a medula óssea em algumas destas áreas sofre uma lenta transformação de medula hematopoiética para medula gorda. O osso anatómico obtido de áreas onde a medula óssea ainda é hematopoiética proporciona o nível mais elevado de função osteogénica. A este respeito, os melhores locais para obter auto-enxertos espontâneos em cães adultos são o úmero proximal, o fémur proximal, o fémur distal e o flanco do ílio. O osso esponjoso retirado destas áreas tem um aspecto rico, castanho-avermelhado profundo. Pelo contrário, o osso esponjoso retirado da metáfise proximal da tíbia, onde a medula começa a engordar, parece ser mais amarelado ou de cor bronzeada (Bojrab et al., 2014). Em qualquer fractura que exija redução aberta e fixação interna, pode ser utilizado um enxerto ósseo esponjoso autógeno. Os enxertos ósseos esponjosos autógenos são rapidamente incorporados no osso hospedeiro. Não há risco de incompatibilidade de tecidos ou de doença infecciosa. As desvantagens deste tipo de enxerto incluem o volume limitado, tamanho e tipo do enxerto que pode ser obtido, morbilidade no local da colheita, duração prolongada da anestesia geral, dor e hemorragia pós-operatória. Além disso, quando o enxerto é transplantado num defeito cortical, não pode fornecer apoio biomecânico. As indicações de enxerto esponjoso autógeno são situações em que se deseja uma rápida formação e fusão óssea. Estas incluem o tratamento de fracturas altamente fragmentadas, osteomielite e pseudartrose para estimular a formação óssea antes de ocorrer a falha do implante, cistos, tumores benignos e defeitos de preenchimento causados pela curetagem, e a aceleração da recuperação após a artrodese conter. A utilização de enxerto ósseo esponjoso autógeno pode acelerar a cura óssea até 4 semanas (Johnson e Bellenger. 1980; Martinez e Walker, 1999).

A colheita de osso esponjoso autógeno é bem tolerada em doentes do campo veterinário, ao contrário dos seres humanos, onde a dor na área doadora pode persistir durante meses ou anos. Outros locais doadores menos utilizados incluem a parte caudoventral da mandíbula (para cirurgia periodontal) e as costelas. Complicações associadas à obtenção de um enxerto ósseo esponjoso são raras em cães, mas têm sido relatadas fracturas e fechamento da placa de crescimento. A restauração do osso esponjoso na área doadora foi avaliada. A restauração ocorre mais rapidamente no úmero proximal do que na tíbia proximal. Após a remoção do enxerto, 8 semanas no úmero proximal e 12 semanas na tíbia proximal são suficientes para repetir enxertos espontâneos (Karen & Johnston, 2012; Martinez & Walker, 1999).

A área doadora está preparada como qualquer outra área operatória cirúrgica. A recolha do enxerto ósseo pode ser feita antes do procedimento principal ou com bata, luvas, e instrumentos cirúrgicos separados. Isto é especialmente verdade quando o transporte de células cancerosas para o local doador é uma preocupação. O local doador no úmero proximal é tuberculum majus e é frequentemente preparado com o membro inteiro pendurado ou pelo menos tornado acessível pelo cirurgião. Assim, o membro pode ser agarrado, estabilizado ou manipulado. O tuberculum majus é palpado e uma abordagem cirúrgica é realizada ao nível do tendão de inserção do músculo infraspinatus. A abordagem é mantida em ângulos ortogonais por dois retractores auto-patináveis, normalmente retractores Gelpi. Os retractores devem ser colocados o mais fundo possível, geralmente entre o osso e o periósteo ou outro tecido mole profundo, para ajudar a expor a área de modo a que as partículas ósseas esponjosas não se percam nos tecidos moles. A penetração do córtex lateral é normalmente realizada com um pino ou broca de Steinmann. Dependendo do tamanho do paciente, é geralmente escolhida uma cureta tipo Brun ou Spratt Volkmann. O tamanho óptimo das partículas esponjosas situa-se entre 3 e 6 mm. O melhor local para armazenar o enxerto é num corpo de seringa de 5 ou 10 ml. O enxerto é colocado ao longo do pistão que mantém o enxerto húmido e protegido. O sangue coagula, formando secções de material de enxerto em forma de cunha; Ter o material de enxerto nesta forma é geralmente adequado para colocar o enxerto num local receptor. Uma vez obtido o enxerto, este deve ser utilizado o mais cedo possível porque o número de células viáveis diminuirá drasticamente, mesmo em condições óptimas. Se o enxerto for armazenado por qualquer período de tempo, deve ser colocado em sangue ou soro fisiológico (lewis et al., 2008; Lindsey et al., 2006; Karen & Johnston, 2012).

O material de enxerto é obtido de forma semelhante a partir do ilíaco. Um osteótomo ou serra é utilizado para remover uma secção em forma de V do bordo craniodorsal do ílio. O fragmento retirado desta secção revela o osso esponjoso. O osso esponjoso é então removido da asa ilíaca. Se desejar, um segmento corticocelular (retirando uma secção completa do ílio) pode ser obtido desta zona. O enxerto ósseo esponjoso autólogo foi considerado mais osteogénico em comparação com o enxerto ósseo cortical porque a presença de cavidades dentro da sua estrutura. Permite a difusão e a revascularização limitada por microantomose dos vasos circulantes. Como os osteoblastos e as células endósteas na superfície do enxerto sobrevivem após o transplante, um enxerto esponjoso afecta principalmente o crescimento de novos vasos sanguíneos e de novos osteoblastos e actua como um substrato osteocondutor que suporta eficazmente a infiltração dos productores osteoblastos. Além disso, a célula osteoprogenitor é uma célula mesenquimal que ganhou a capacidade de formar células com capacidade osteogénica. Uma única célula osteoprogenitora pode possivelmente produzir centenas de osteoblastos e, portanto, uma quantidade significativa de osso por propagação. A principal vantagem dos enxertos celulares autólogos é o potencial de transferir células osteoprogenitoras para o local receptor. Os agentes osteoindutores como o BMP têm várias capacidades para induzir as células mesenquimais a transformarem-se em células osteoprogenitoras e assim produzir osso. O enxerto esponjoso não fornece imediatamente apoio estrutural, integra-se rapidamente e acaba por ganhar a força equivalente a um enxerto cortical dentro de 6-12 meses. Os factores osteoindutores libertados do enxerto durante o processo de reabsorção e as citocinas libertadas durante a fase inflamatória podem também contribuir para a cicatrização da ferida, mas não foi provado por documentos científicos (Einhorn et al., 1995). Tem-se observado que a capacidade de suportar o peso do membro afectado gira mais cedo em animais que utilizam auto-enxertos, em comparação com outros tipos de enxertos ósseos. Num estudo experimental, observou-se que enxertos ósseos autógenos frescos em cães foram rapidamente incorporados e tinham propriedades osteoindutoras, osteocondutoras e osteogénicas. É amplamente utilizado para a união retardada de fracturas ósseas longas e para a reconstrução de fracturas no planalto tibial lateral (Marsh, 2006; Nandi et al., 2010).

O enxerto ósseo esponjoso autógeno invoca linfócitos, plasmócitos e células mononucleares numa resposta inflamatória dentro de minutos a horas após a administração. Inicialmente, forma-se um hematoma que se torna cada vez mais organizado e fibrótico ao longo do tempo, e eventualmente reabsorvido dentro das primeiras 1-2 semanas. A revascularização e osteoindução começa e dentro de 5 dias após a enxertia, anéis capilares entram no tecido conjuntivo. Há um aumento gradual do número de veias ao longo dos próximos 10 dias. O tecido necrótico é reabsorvido e o enxerto torna-se completamente vascularizado durante 20 dias. A remodelação continua com a corticalização e medulização do enxerto ao longo do tempo. A remodelação dos elementos ósseos lamelares acaba por conduzir a uma nova e contínua superfície cortical (corticalização). O osso trabecular mais profundo continua a desenvolver-se juntamente com elementos hematopoiéticos (medulação) (Martinez & Walker, 1999; Slatter, 2003).

A resposta osteogénica de um enxerto ósseo esponjoso autógeno é maximizada quando um defeito cortical é completamente preenchido com o enxerto. O enchimento ou compressão de um enxerto ósseo esponjoso autógeno num defeito cortical não parece interferir com as propriedades osteocondutoras do enxerto, mas o aperto do enxerto não acelera a cicatrização óssea em comparação com um enxerto aplicado vagamente dentro do mesmo defeito cortical.

A estabilização rígida não é tão importante nos enxertos celulares como nos aloenxertos corticais. Os enxertos esponjosos aumentam a formação de novos ossos e podem estabilizar-se através da formação de calos sem estabilidade absoluta da fractura (Martinez e Walker, 1999).

Quando usado na reparação primária de fracturas e artrodeses, o enxerto ósseo alogénico congelado cancélico demonstrou ser efectivamente incorporado (Kerwin et al., 1996; Martinez e Walker, 1999).

2.2.2. Enxerto Ósseo Cortical (Compacto)

Os enxertos corticais fornecem apoio mecânico e andaimes para a osteocondução. Como resultado da falta de osso cortical disponível para utilização como auto-enxerto, estes enxertos estão frequentemente disponíveis como aloenxertos ou aloimplantes (Martinez e Walker, 1999). Os doadores devem ser submetidos a rastreio para doenças infecciosas. O doador para condições assépticas a região está preparada. Todos os tecidos moles são removidos para reduzir a antigenicidade do implante. Congelar o osso a -20º C (-4º F) parece suficiente para armazenar o osso e manter com sucesso as suas propriedades mecânicas. O período de armazenamento seguro varia de seis meses (recomendado pela Associação Americana de Bancos de Tecidos) a dois anos. Armazenado a uma temperatura de -70 º C (-94 º F) pode ser armazenado por um máximo de cinco anos. A secagem por congelação é amplamente utilizada na medicina humana para armazenar osso. Osso após secagem por congelação à temperatura ambiente pode ser armazenado. O processo requer equipamento de liofilização e pode ser caro. Os enxertos liofilizados devem ser reidratados antes de serem utilizados e podem ter menos propriedades mecânicas ideais (Lewis et al., 2009). O osso cortical pode então ser aparado até à largura e comprimento especificados. A vantagem destes enxertos é que a forma anatómica e alguma resistência são mantidas. O enxerto cortical pode ser utilizado como um espaçador mecânico e eventualmente osteointegrado. No entanto, é um enxerto não vascularizado que pode teoricamente causar uma reacção de tecido estranho e ficar sequestrado. Existem produtos disponíveis comercialmente, mas as indicações de aplicação são raras. Por exemplo, o sparing de membro ou trauma para pacientes com osteossarcoma pode ser aplicado a pacientes com perda óssea diafisária significativa posteriormente (Gemmill & Clements, 2016). As contra-indicações para a utilização de aloenxertos corticais são fracturas abertas ou fracturas que podem ser reconstruídas com osso autógeno. Tem sido relatado que a infecção e a falta de fixação interna rígida são as causas mais comuns de insucesso. As sugestões para a utilização de enxertos corticais incluem o dimensionamento correcto, cura da infecção, bom enxerto entre o contacto e estabilidade da cortical hospedeira, fixação interna rígida, e a presença de um auto-enxerto esponjoso na junção enxerto-hospedeiro.

A maior diferença entre os enxertos corticais e celulares é a taxa de revascularização, o mecanismo de incorporação do hospedeiro, e a integridade da reparação. Embora a mineralização seja uma das primeiras etapas de reparação em enxertos ósseos espontâneos, a reabsorção é a primeira etapa nos enxertos corticais. Isto significa que embora os enxertos espontâneos se tornem cada vez mais fortes com o tempo, os enxertos corticais têm uma fase inicial de enfraquecimento que dura cerca de 6 meses. Os vasos sanguíneos só penetram os enxertos corticais no sexto dia, e a revascularização demora cerca de 1-2 meses, o que significa o dobro do tempo dos enxertos espontâneos para a revascularização. A reabsorção é iniciada por osteoclastos e demora cerca de 8 semanas. A fase seguinte é a fase em que a fusão óssea aposicional se torna evidente na interface hospedeiro-enxerto. Durante este tempo, ocorre a remoção de sistemas necróticos e não de lamelas intersticiais necróticas. Novos ossos começam a encher os sistemas de paraísos, mas existe um osso necrótico significativo durante muito tempo. A taxa de substituição em aloenxertos é muito mais lenta do que o auto-enxerto. A vascularização, reabsorção e nova formação óssea começam na interface do enxerto hospedeiro e progridem gradualmente para o centro do enxerto. Durante este período, de 6 semanas a cerca de 6 meses, o enxerto é mais fraco do que o osso normal devido à reabsorção, aumentando a porosidade. A rejeição do enxerto causa sequestro do tecido doador e formação ou reabsorção do tecido conjuntivo sem substituição (Martinez e Walker, 1999).

2.2.3. Enxerto Ósseo Corticocancellous

Os enxertos corticocelulares são uma combinação de osso cortical e osso esponjoso. A medula óssea é utilizada para fornecer células mesenquimais indiferenciadas (Slatter, 2003). Utilizando um potente alargador acetabular, grandes quantidades de enxertos ósseos corticocelulares podem ser facilmente obtidas a partir da crista ilíaca. Embora o enxerto corticocancélico seja mais lento e menos homogéneo em comparação com um enxerto ósseo esponjoso de volume semelhante, a técnica de enxerto ósseo corticocancélico é vantajosa porque são obtidos mais enxertos em quantidade. Ao realizar procedimentos envolvendo o membro posterior, permite que a área de aquisição do enxerto esteja mais próxima e é adequada para aplicação em defeitos ósseos (Bojrab et al., 2014).

2.2.4. Enxerto Ósseo Osteocondrial

O enxerto osteocondral é um enxerto composto por cartilagem articular e osso subcondral associado. O uso pretendido deste enxerto é a renovação da superfície articular, mas uma aplicação bem sucedida a longo prazo continua a ser um problema e não é amplamente utilizado.

2.2.5. Enxerto Ósseo Composto

Um enxerto composto é um enxerto no qual osso esponjoso ou medula óssea é ligado a um aloenxerto cortical conservado. (Slatter, 2003; Durmuş, 2000). O primeiro enxerto ósseo parcialmente sintético aprovado para utilização pela FDA em 1992 é um composto de colagénio fibrilar bovino e cerâmica porosa de fosfato de cálcio. Quando misturado com medula óssea, tem sido utilizado como um expansor de enxerto ósseo ou para aumentar a cicatrização de fracturas estabilizadas.

2.3. Classificação de acordo com o tempo de tomada

Os enxertos ósseos são divididos em 2 como enxerto ósseo fresco ou enxerto ósseo enlatado, de acordo com o tempo de recolha. Os enxertos de osso fresco são enxertos que são retirados e utilizados durante a operação. Os enxertos ósseos enlatados, por outro lado, são enxertos que são retirados de dadores adequados e têm alguns procedimentos de conservação. Estes enxertos podem ser armazenados através de diferentes métodos. Os enxertos ósseos enlatados podem ser utilizados, seleccionando o enxerto adequado quando necessário.

2.4. Classificação de acordo com a Estrutura do Enxerto Retirado

Os enxertos tomados são divididos em 4 de acordo com a sua estrutura. Estes são enxerto ósseo maciço (sólido), enxerto ósseo de vara, enxerto ósseo de lasca, enxerto ósseo moído. O enxerto ósseo maciço (sólido) é uma forma de enxerto retirado em toda a sua espessura e utilizado em defeitos ósseos com perda de material. O enxerto ósseo de vara é um enxerto retirado da área doadora sob a forma de uma tira. O enxerto de escamas ósseas é um enxerto sob a forma de pequenas partículas grosseiras, grandes grânulos. Finalmente, os enxertos ósseos moídos são processados e enxertos ósseos em pó (Durmuş, 2000).

2.5. Funções dos enxertos ósseos

2.5.1. Osteogénese

Osteogénese é a formação de novo osso iniciada por células doadoras, tais como osteoblastos e osteoclastos que sobrevivem sem serem transferidos para o local receptor. Este processo ocorre em auto-enxertos espontâneos frescos porque podem ser revascularizados mais rapidamente do que os auto-enxertos corticais frescos. Isto permite que as células transferidas sobrevivam (Martinez & Walker, 1999; Gemmill & Clements, 2016).

Os enxertos ósseos espontâneos autógenos são o melhor exemplo de enxerto osteogénico e são o padrão de ouro para materiais regenerativos ósseos. O auto-enxerto esponjoso fornece uma mistura de células que consiste em osteoblastos totalmente diferenciados, incluindo células estaminais mesenquimais indiferenciadas na componente da medula óssea. As células estaminais mesenquimais podem responder ao ambiente biológico e mecânico local. Pode diferenciar-se em qualquer componente celular necessário na cicatrização óssea secundária. Outro exemplo de um material osteogénico é a medula óssea. Os aspirados de medula óssea contêm células estaminais mesenquimais, ou seja, células ligadas a linhagens osteogénicas ou condrogénicas, e algumas proteínas biologicamente activas que estimulam a regeneração óssea de forma semelhante ao coágulo de fractura que ocorre naturalmente. No entanto, a utilização da medula óssea não proporciona tantos benefícios como a osteogénese observada com osso esponjoso, por várias razões. A aspiração da medula óssea resulta na variação da qualidade da medula óssea, dependendo da técnica e do paciente. O conteúdo de células osteoprogenitoras pode ser baixo, e o mais importante, a medula óssea carece do andaime ou material osteocondutor necessário para ser eficaz por si só (Karen & Johnston, 2012).

A osteogénese pode começar 5 dias após a implantação e os picos dentro de 8 semanas após o transplante (Martinez & Walker, 1999).

2.5.2. Osteoindução

Os materiais que têm a capacidade de induzir a formação óssea quando colocados num local onde a formação óssea não irá ocorrer são chamados agentes osteoindutores. O exemplo mais conhecido de materiais osteoindutivos é a matriz óssea desmineralizada. Os agentes osteoindutores são geralmente proteínas que induzem a diferenciação de células estaminais indiferenciadas em células osteogénicas ou causam a proliferação de células estaminais (Nandi, 2010) Estes são promotores naturais e alguns da cura óssea, incluindo TGF-ß e BMP-2, BMP-4 e BMP-7 e outros intermediários (Karen & Johnston, 2012).

As principais fases deste processo são a quimiotaxia, a mitose e a diferenciação. As células mesenquimais são estimuladas como condroblastos e osteoblastos que proliferam e produzem a matriz mineralizada. Esta diferenciação é causada e modulada por muitos factores diferentes, tais como proteínas morfogénicas ósseas (BMPs), factor de crescimento transformador beta (TGF-ß), factor de crescimento semelhante à insulina (IGF), citocinas, factor de crescimento derivado de plaquetas, factor de necrose tumoral e prostaglandina E-2. Contém BMPs tanto na matriz óssea esponjosa como na cortical, mas o osso esponjoso tem uma maior proporção de proteína da matriz do que o osso cortical exposto ao ambiente celular (principalmente BMP) como resultado da grande área de superfície associada à sua estrutura trabecular. O osso laminar não tem esta estrutura; portanto, em geral, há menos exposição do ambiente celular às proteínas da matriz (Martinez & Walker, 1999).

2.5.3. Osteocondução

A osteocondução é o fornecimento de uma matriz de andaime que permite ao osso desenvolver-se ao longo do tecido cicatrizante. Isto inclui as fases vascular, fibrosa, cartilagem e tecido ósseo (Gemmill & Clements, 2016).

Estes materiais físicos de forma tridimensional oferecem propriedades de superfície porosa interligadas para a adesão de células estaminais mesenquimais, osteoblastos, osteócitos, condroblastos e condrócitos, proliferação celular e crescimento vascular.

Tais materiais podem ou não dar propriedades de suporte de carga durante a regeneração óssea, podem ou não ser absorvidos, podem ser naturais ou sintéticos (Karen & Johnston, 2012).

2.5.4. Osteopromoção

A osteopromoção é a melhoria da formação óssea sem osteoindutor directo ou osteocondutor (Gemmill & Clements, 2016). A osteopromoção pode funcionar em várias fases durante a cicatrização óssea, e a regeneração óssea pode fornecer diferentes sinais estimulantes aos tecidos. Os estímulos osteopromotivos por si só não podem induzir a formação óssea. A osteopromoção pode ser alcançada através da inclusão de substâncias ou materiais que melhoram a regeneração óssea ou através de estratégias físicas e mecânicas que induzem a proliferação e diferenciação de células estaminais mesenquimais e linhagens. O melhor exemplo de uma substância osteopromotiva é o plasma rico em plaquetas (Karen & Johnston, 2012). Alternativamente, a criação de um ambiente vascular e rico em oxigénio promove a cura óssea (Gemmill & Clements, 2016).

2.6. Áreas de utilização dos enxertos ósseos

2.6.1. Malunião, Não Sindical, Pseudoartrose

Nonunion

A maioria das fracturas não sindicais em cães e gatos são hipertróficas e podem ser atribuídas a uma estabilização insuficiente. A aplicação de fixação interna ou externa adequada cura a fractura mecânica, pelo que muitas destas fracturas cicatrizam com sucesso sem enxerto ósseo. No entanto, as não-uninas avasculares requerem enxerto ósseo. As extremidades escleróticas de tais fracturas são desbridadas usando uma cureta óssea ou rongeurs, e um pino de steinmen, K-wire, ou broca é usado para reabrir o espaço medular. O tecido fibroso na zona da fractura também deve ser ressecado. A fim de aumentar a cicatrização óssea, o defeito resultante deve ser preenchido com muitos autoenxertos esponjosos recém obtidos (Bojrab et al., 2014). Potencial não sindical

A vascularização reduzida no raio distal dos cães de raça pequena desempenha um papel na elevada não união observada nestes pacientes. O tratamento inclui normalmente a redução aberta, fixação por parafuso de placa, e aplicação de auto-enxerto ósseo esponjoso no local da fractura (Bojrab et al., 2014).

2.6.2. Artrodese

Quando a artrodese é aplicada, a fusão óssea estável de superfícies articulares complexas deve ser conseguida o mais rapidamente possível. Um resultado bem sucedido depende da adesão a alguns princípios. Estes princípios; Remoção de todas as cartilagens de superfícies que requerem cicatrização óssea, preenchimento de defeitos, aplicação de enxerto ósseo esponjoso para formação precoce de calosidade, fixação rígida, e posição anatómica funcional da articulação. (Bojrab et al., 2014).

2.6.3. Osteomielite

A infecção óssea crónica é caracterizada por grandes áreas de osso avascular e tecido cicatrizado denso que podem ser barreiras intransponíveis aos antibióticos administrados por via parenteral. Quando o osso avascular e o tecido cicatricial são removidos por desbridamento, causa um grande defeito ósseo que se cura lentamente e é propenso a reinfecção. O preenchimento de tais defeitos com enxerto ósseo esponjoso fresco ajuda a aliviar a infecção e a promover a cura óssea. Para além do enxerto, é necessária uma estabilização rígida e terapia antibiótica apropriada para se obter um resultado bem sucedido. Deve-se ter o cuidado de evitar a contaminação do local doador ao aplicar um auto-enxerto esponjoso a um local hospedeiro contaminado ou infectado. Neste caso, recomenda-se uma série de procedimentos de colheita e aplicação. Realizar o desbridamento e a lavagem necessários na área receptora. Recolher uma amostra para a cultura e depois cobrir o local de reparação com esponjas húmidas, trocar de luvas e usar um conjunto cirúrgico separado para obter enxerto ósseo esponjoso, cobrir o local doador. Aplicar o enxerto esponjoso na área receptora e fechar o local cirúrgico correspondente (Bojrab et al., 2014).

2.6.4. Defeitos ósseos

Quistos ósseos

Os quistos ósseos são lesões benignas cheias de fluido de etiologia desconhecida que podem ser monostóticas (contendo um único osso) ou poliosstóticas (envolvendo mais do que um osso). Os seus sinais clínicos são dor e inchaço da área, mas podem ser assintomáticos até que as lesões ósseas císticas atinjam um tamanho bastante grande ou até que ocorra uma fractura patológica. Tratamento; envolve curetagem das paredes do cisto, preenchendo o defeito resultante com enxerto ósseo esponjoso, e estabilização do osso até que ocorra a cura (Bojrab et al., 2014).

Neoplasia

Animais com lesões neoplásicas envolvendo o raio distal são os melhores candidatos a salvamento de membros. A ressecção extensiva da parte neoplásica do osso é um defeito demasiado grande para ser preenchido apenas com osso esponjoso. Tipicamente, um segmento ósseo cortical alogénico é cortado para se ajustar ao defeito. A estabilização rígida é conseguida com a placa óssea e a fixação por parafuso. Para apoiar a rápida cicatrização das articulações ósseas hospedeiras do osso aloimplante, o auto-enxerto esponjoso recentemente obtido é preenchido no espaço medular nas extremidades proximal e distal do aloimplante (enxerto composto). O enxerto ósseo esponjoso é também aplicado nas interfaces proximal e distal do segmento de aloimplante (Bojrab et al., 2014).

2.6.5. Remoção da placa óssea

A remoção do implante é feita em alguns pacientes que tiveram uma longa reparação da fractura óssea com placas ósseas e parafusos. A remoção do implante resulta num número variável de orifícios vazios que podem funcionar como pontos de concentração de tensão até que ocorra a cicatrização. Alguns cirurgiões defendem o preenchimento de buracos ósseos vazios com osso esponjoso de auto-enxerto para acelerar a cicatrização destes ossos (Bojrab et al., 2014).

2.7. Incorporação e biologia dos enxertos ósseos

A indução óssea é gradualmente dividida em fases proeminentes. A primeira fase inclui a quimiotaxia das células mesenquimais e a proliferação. Esta é a acumulação de células mesenquimais primitivas estimuladas pelo factor de crescimento e é crítica para as fases posteriores de indução óssea. A segunda fase envolve a diferenciação destas células primitivas em condroblastos e condrócitos através da produção de matriz cartilaginosa. Esta segunda fase termina quando os vasos sanguíneos rodeiam a cartilagem recém-formada e transportam células mesenquimais primitivas para preencher a cartilagem com procusores osteogénicos. A terceira e última fase é a diferenciação das células mesenquimais em osteoblastos e osteócitos, seguida pela produção de osso e medula óssea (Zipfel, 2003).

3. ENXERTO ÓSSEO MATERİALS

Selecção de materiais de enxerto ósseo; Deve basear-se nos caracteres e propriedades dos biomateriais, incluindo propriedades mecânicas, químicas, toxicológicas e morfológicas. O sucesso global depende da compatibilidade dos tecidos de um biomaterial, bem como da sua natureza, grau, frequência dos seus ingredientes, e dos tecidos para os quais se destina a ser utilizado. Nos últimos anos, os estudos centraram-se na concepção de andaimes ideais que alteram os requisitos e as propriedades dos biomateriais utilizados. Hench identificou três gerações diferentes. Embora o biomaterial seja necessário para corresponder às propriedades físicas do tecido a ser substituído, os materiais de enxerto ósseo da primeira geração devem também manter a sua ligação com o ambiente de pequena escala do tecido. Esta geração inclui metais (aço inoxidável, titânio), ligas (alumina, zircónia) e polímeros (silício, polipropileno, polimetilmetacrilato). O consenso para esta geração é a formação de tecido fibroso na interface do enxerto de tecido, o que eventualmente causa afrouxamento. Uma vez que o material é rodeado por tecido conjuntivo fibroso, não pode ser fagocitose e isolado dos tecidos circundantes. Para evitar a formação desta camada fibrosa e melhorar a osteointegração, a engenharia de tecidos desenvolveu materiais de enxerto ósseo de segunda geração através do revestimento do biomaterial com hidroxiapatita, fosfato ß-trical de cálcio ou vidro bioactivo. Nesta geração, foram utilizados polímeros sintéticos ou naturais para produzir um produto reabsorvível quimicamente. Foram desenvolvidos materiais de enxerto ósseo de terceira geração para obter material mais próximo do auto-enxerto, utilizando material paciente que induz a resposta celular a nível molecular com a combinação de bioactividade e biodegradabilidade dos produtos de segunda geração. Esta geração baseia-se em produtos que visam apoiar o desenvolvimento ósseo através da estimulação de células osteoprogenitoras e factores de crescimento de andaimes feitos de biomateriais naturais e sintéticos (Hench & Polak, 2002; Kheirallah & Almeshaly, 2016).

Engenharia de tecidos; determinou propriedades específicas da estrutura que garantem biocompatibilidade, porosidade, estrutura micro e nanoescala, taxa de degradação e transmissão do factor de crescimento. A biocompatibilidade depende de um material de construção que não apresente reacções locais ou sistémicas indesejáveis. Os poros devem estar inter-relacionados. Isto significa que fornece uma estrutura que suporta a osteogénese. Um andaime altamente poroso acelera o crescimento e migração celular, enquanto os poros mais pequenos permitem o crescimento de tecidos. Embora a resistência mecânica do andaime diminua com a porosidade, esta avaliação diz respeito às necessidades mecânicas do tecido ósseo que necessita de ser substituído. Além disso, os poros estimulam a difusão do andaime de suporte e facilitam a sua vascularização. A estrutura micro e nanoescala suporta as funções celulares, levando ao desenvolvimento da osteoindução e osteointegração. A taxa de degradação do andaime deve ser ajustada para suportar a estrutura até que o novo osso tenha resistência mecânica suficiente. Não o fazer pode levar à fractura do material de suporte antes da cicatrização óssea estar completa após a carga mecânica. A administração de factores de crescimento tais como TGF-β, IGF, PDGF e BMP aumenta o potencial das funções osteoprogenitor e osteoblasto para melhorar o crescimento ósseo e estimular as CEM a iniciar a migração do andaime de suporte, proliferação, diferenciação e produção de matriz extracelular. Existem muitas técnicas tais como libertação controlada, bombas osmóticas, injecção de bolus e libertação de proteínas adsorvidas superficialmente para fornecer factores de crescimento em andaimes biodegradáveis. (Kheirallah & Almeshaly, 2016).

3.1. Materiais Naturais

3.1.1. Célula Tronco Mesenquimatosa

A investigação sobre células estaminais chama a atenção para a controvérsia ética relativa à destruição de embriões humanos e ao potencial clínico das células estaminais embrionárias em terapias regenerativas e restaurativas. A célula estaminal é uma célula imatura ou indiferenciada que pode produzir quaisquer células idênticas (Robey, 2000). As principais fontes de células estaminais incluem as células estaminais somáticas e embrionárias. As células estaminais somáticas incluem células estaminais hematopoiéticas, células estaminais da medula óssea (Mesenquimais) (CEM), células estaminais neurais, células estaminais dérmicas (Queratinócitos), células estaminais do sangue do cordão umbilical, e outras. As melhores opções são as feitas a partir de medula óssea, o que dá dois tipos de células estaminais. Estas são células estaminais hematopoiéticas que se diferenciam em linhagem de células do sangue total e células estaminais mesenquimais que se diferenciam em vários tecidos conjuntivos, tais como tecidos ósseos e adiposos. As células estaminais mesenquimais são utilizadas para a reparação e regeneração de ossos, cartilagem, músculos, tendões e ligamentos (Nandi, 2010).

As células estaminais mesenquimais são células pluripotentes que podem diferenciar-se em linhas celulares importantes na cura de fracturas, incluindo osteoblastos e osteoclastos. Estas células estaminais podem ser recolhidas da medula óssea, sangue, músculo, ou tecido adiposo do paciente. As células estaminais são então cultivadas no laboratório, estimuladas para diferenciação e proliferação. Finalmente, as células diferenciadas são implantadas no paciente. Esta técnica tem a vantagem de ser imunológica e de não ser portadora da doença. As desvantagens incluem a necessidade de dois procedimentos separados para doentes com um longo atraso (semanas) entre eles, e o potencial de contaminação bacteriana in vitro (Karen & Johnston, 2012). Hoje em dia, o tempo, o controlo de qualidade e a dificuldade de obter populações celulares suficientes e linhagem suficiente para apoiar de forma fiável a cura óssea são questões actuais para a utilização desta técnica como alternativa de enxerto ósseo (Gemmill & Clements, 2016; Karen & Johnston 2012). O sucesso tem sido limitado por problemas de dosagem, activação incompleta dos factores recombinantes, e a incapacidade do factor para sobreviver durante um período de tempo apropriado (Nandi et al., 2010).

Células de medula óssea frescas ou células estaminais mesenquimais cultivadas (CEM) implantadas em defeitos ósseos segmentares de ratos e cães combinados com cerâmica porosa mostraram potencial osteogénico (Sempuku, 2005; Arinzeh et al., 2003; Nandi, 2010).

A reparação de danos ou defeitos da cartilagem é tecnicamente difícil porque o tecido da cartilagem é relativamente fino e avascular. A fim de regenerar tanto a cartilagem como o osso, foram implantadas CEMs cultivadas em grandes defeitos osteocondral no côndilo medial do fémur distal de coelhos adultos jovens. Os CEM formaram com sucesso condrócitos uniformes que regeneram a superfície do conduto (Koga et al., 2009; Nandi et al., 2010).

Apesar das dificuldades em isolar, propagar e identificar as células estaminais, é uma grande promessa para a regeneração dos tecidos a um nível clinicamente útil. Existem alguns exemplos da potencial utilização de células estaminais na medicina regenerativa. Neste campo, é necessária uma extensa investigação para caracterizar as interacções imunitárias do enxerto versus células estaminais hospedeiras e para identificar os mecanismos pelos quais as células estaminais são enviadas ou dirigidas para a área de interesse num contexto clínico (Nandi et al.2010).

3.1.2. Factores de crescimento

Os factores de crescimento actuam sobre as células alvo através de mecanismos autocrinos, parácrinos ou endócrinos. Os efeitos autócrinos são sobre células com fenótipos semelhantes ou idênticos no ambiente local. Os efeitos parácrinos são observados em células adjacentes de diferentes fenótipos. Os factores de crescimento endócrino são efeitos vistos em diferentes e distantes populações de células. Um único factor de crescimento pode actuar em mais do que um tipo. Os mecanismos dos efeitos dos factores de crescimento são geralmente mediados por receptores de superfície celular, resultando na expressão de um ou mais genes da célula alvo (Karen & Johnston, 2012).

Hormona de Crescimento (GH)

O GH tem um efeito anabólico no metabolismo ósseo e pode actuar através de uma síntese aumentada de IGF-1 em osteoblastos. Tem sido demonstrado que este efeito pode ser produzido sem a necessidade de produção local de IGF-I. Por conseguinte, é provável que o GH actue através de outros factores que não o IGF-I. Tal como o IGF, os BMPs também inibem os efeitos osteogénicos locais do GH. Parece que ele consegue organizar-se. O efeito desta hormona é sistémico e a sua libertação sustentada é necessária para o efeito terapêutico. O efeito do GH canino recombinante tem sido estudado em cães, aplicando-o como um implante de libertação sustentada. Os resultados deste estudo mostraram que o GH aumenta os aspectos metabólicos e histológicos da cicatrização óssea em cães. Neste estudo, o tratamento com GH aumentou consistentemente os níveis de IGF (Martinez & Walker, 1999).

Transforming Growth Factor-ß (TGF)

O TGF-ß, parte da superfamília TGF, é um factor de crescimento multifuncional que tem demonstrado mediar a fisiologia celular normal e a embriogénese de tecidos. A maior fonte de TGF-ß no corpo é a matriz óssea extracelular e o segundo maior reservatório é o plaquetário. O TGF-ß participa numa variedade de respostas associadas à inflamação e reparação. Tem uma vasta gama de actividade celular como um potente factor quimiotáxico para os macrófagos, bem como o controlo da proliferação e actividade metabólica das células proctoras mesenquimais esqueléticas, tais como condrócitos, osteoblastos e osteoclastos (Martinez & Walker, 1999).

Estudos em vários modelos animais, utilizando várias isoformas e doses de TGF, produziram resultados contraditórios e inconsistentes no que diz respeito à sua capacidade de aumentar a cicatrização óssea. Os níveis de dose necessários são elevados e contínuos. Além disso, este factor de crescimento não específico tem um efeito em vários tipos de células. Portanto, os seus efeitos em diferentes tecidos celulares locais e distantes confundem a investigação e efeitos potenciais (Karen & Johnston, 2012).

Proteína Morfogenética Óssea

As BMP são um grupo de proteínas naturais pertencentes à superfamília TGF dos factores de crescimento. Foram identificados pelo menos 20 subtipos diferentes de BMPs. A função in vivo das BMPs é sinalizar e regular a formação de osso e cartilagem. Estes são potentes indutores de angiogénese, osteoprogenitor e migração de células estaminais, proliferação de células estaminais, diferenciação, e maturação (Gemmill & Clements, 2016). Os mais estudados são os BMP-2, -4 e -7 (Kirker-Head et al., 2007). Estes têm afinidade de receptores e mecanismos de sinalização celular semelhantes. Os embriões de ratos deficientes nestas proteínas morfogenéticas ósseas são geralmente não viáveis ou têm várias malformações esqueléticas, cranianas, e renais. Esta proteína, que foi inicialmente isolada do osso desmineralizado, demonstrou causar a formação de novo osso ectópico. Posteriormente, a sequência genética humana foi definida para várias isoformas da proteína morfogenética óssea. Duas isoformas a partir de códigos genéticos humanos foram extensivamente estudadas. Estas são BMP-2 humana recombinante (rhBMP-2) e BMP-7 humana recombinante. Estas são também conhecidas como proteínas-1 ou rhOP-1 recombinantes osteogénicas humanas. O desenvolvimento comercial das proteínas morfogenéticas ósseas é do Genetics Institute Inc., que desenvolveu o rhBMP-2. (Boston, MA) e da Creative BioMolecules Inc., que desenvolveu o rhBMP-7. (Hopkinton, MA). (Karen & Johnston, 2012).

O BMP-2 humano recombinante em modelos caninos tem sido extensivamente estudado para aplicações humanas pré-clínicas tais como defeitos ósseos segmentares, terapia de não união e terapia de fusão vertebral (Kirker-Head et al., 2007). As informações sobre dosagem e portadores nestes estudos ajudaram a definir métodos eficazes em medicina veterinária. Doses de menos de 1 mg foram utilizadas em muitos estudos. Por exemplo, no estudo de defeitos de 25 mm do raio, os sujeitos foram tratados com 0,15 mg, 0,6 mg ou 2,4 mg de rhBMP-2 (Sciadini e Johnson, 2000). No entanto, foram identificadas preocupações relativamente a efeitos secundários indesejáveis, tais como sobre-estimulação das células, formação óssea ectópica, inchaço do tecido mole, e formação de tumores (Karen & Johnston, 2012).

Os transportadores são tão importantes como a dose (Kirker-Head et al., 2007). A meia-vida in vivo do RhBMP é muito curta; por conseguinte, as proteínas desaparecem rapidamente após a aplicação. Um efeito mais duradouro é desejável para a osteoindução, pelo que foram desenvolvidas formulações de libertação lenta de rhBMP impregnadas em matrizes portadoras, tais como esponjas de colagénio absorvíveis. Qual BMP é o melhor, a quantidade ideal e a concentração ideal não são todas conhecidas, mas algumas formulações são conhecidas por funcionarem melhor do que outras. (Gemmill & Clements, 2016; Karen & Johnston, 2012).

Num estudo, o rhBMP-2 foi efectivamente utilizado tão pouco como 0,2 mg em casos de não união radial distal de cães de raça pequena, mas são necessários mais estudos para definir uma dose óptima nesta aplicação (Karen & Johnston, 2012) . Itoh et al. Ele relatou utilizando RhBMP-2 que os cães eram mais resistentes aos efeitos osteoindutores do BMP-2 do que os ratos e sugeriu que a quantidade de BMP-2 presente na DBM-2 pode ser insuficiente para a osteoindução em cães (Martinez e Walker, 1999).

Factor de Crescimento Derivado de Plaquetas

O factor de crescimento derivado das plaquetas (PDGF) é libertado pelos grânulos alfa das plaquetas. A libertação exógena de crescimento induzido por plaquetas tem sido investigada em alguns estudos com animais. Alguns estudos mostram algum grau de eficácia. O uso combinado de factor de crescimento semelhante à insulina e crescimento derivado de plaquetas foi investigado, mas a eficácia explícita não foi relatada em cães ou humanos (Karen & Johnston, 2012). Outro estudo estudou a cura óssea de osteotomias unilaterais da tíbia em coelhos e revelou que o factor de crescimento derivado de trombócitos tem um efeito estimulante na cura da fractura (Dallari et al., 2007; Nandi et al., 2010).

3.1.3. Matriz óssea desmineralizada (DBM)

A matriz óssea desmineralizada é osso que foi moído a tamanhos de partículas específicos e descalcificado usando ácidos (tipicamente ácido clorídrico). Os ossos caninos consistem em cerca de 22% a 25% de cálcio antes da desmineralização, e após um procedimento típico de desmineralização esta proporção cai para <3%. Pode então ser armazenado por congelação ou liofilização.

Os componentes osteoindutores primários da MDD são uma série de glicoproteínas de baixo peso molecular que incluem proteínas morfogenéticas ósseas (BMP). A descalcificação do osso cortical revela factores de crescimento osteoindutivos na matriz mineralizada. Assim, acelera o processo de formação do osso. Especificamente, estas proteínas promovem a diferenciação condroblástica das células mesenquimais, seguida de nova síntese óssea e osteogénese endocondral (Urist et al., 1979; Bigham-Sadegh et al., 2012).

Quando o osso desmineralizado é implantado, o processo de osteoindução ocorre directamente sem a fase de reabsorção (como com um auto-enxerto mineralizado ou um aloenxerto). A combinação da matriz óssea desmineralizada com outros factores naturais de crescimento, tais como factores de crescimento derivados das plaquetas, pode aumentar os factores naturais endógenos de crescimento formados no osso e estimular os osteoblastos sem a morbilidade associada ao auto-enxerto (Karen & Johnston, 2012).

Entre as vantagens da magnesite dentária sobre outros materiais estão a sua capacidade osteoindutora natural (ao contrário do fosfato tricálcico e da hidroxiapatite) e a sua elevada disponibilidade (Bigham-Sadegh et al., 2012). A capacidade osteoindutora da MDD pode ser afectada pelos métodos de armazenamento, processamento e esterilização e pode variar de doador para doador (Nandi et al., 2010).

Bigham-Sadegh et al. relataram no seu estudo que a desmineralização destruiu a característica antigénica no osso e tornou a DBM menos imunogénica do que o aloenxerto mineralizado (Bigham-Sadegh et al., 2012).

A matriz óssea desmineralizada alogénica tem sido utilizada há décadas no tratamento de grandes defeitos, não uniões e osteomielite causados pela remoção de tumores benignos em cirurgia humana (Bigham-Sadegh et al., 2012). Hoffer et al. mostra que a matriz óssea desmineralizada é segura para utilização em cães. Eles relataram que os cães cuja lacuna TPLO foi preenchida com DBM que começaram a fazer exercício precocemente, com resultados radiográficos normais de recuperação, tempo de limitação do exercício e tempo de desestabilização há 2 semanas (Karen & Johnston, 2012). Além disso, a MDD também tem sido utilizada para preencher defeitos de enchimento causados por quistos ósseos, reconstrução craniomaxilo-facial, colmatar grandes defeitos ósseos e reparar fracturas de alto risco. (Nandi et al., 2010).

3.1.4. Enxerto ósseo de cartilagem

Os enxertos de cartilagem são amplamente utilizados em cirurgia plástica e reconstrutiva. Não necessitam de revascularização para a vitalidade. A ressopção frequente no tecido ósseo e adiposo é mínima na cartilagem. A recuperação da forma original dos enxertos de cartilagem tende a causar deformações pós-operatórias. Para evitar isto, são utilizados métodos para tornar a cartilagem em cubos ou esmagada. Assim, as deformações pós-operatórias são evitadas e o enxerto pode ser moldado. Assim, as deformações pós-operatórias são prevenidas e o enxerto pode ser moldado.

Espera-se que a cartilagem fragmentada em cubos preserve mais células viáveis e forme uma nova cartilagem em comparação com a cartilagem esmagada (Turhan-Haktanir, 2005).

Breadon et al. relataram que, ao contrário dos enxertos ósseos, os enxertos de cartilagem não necessitam de pericôndrio para a sua viabilidade. Também mostraram a formação de novo osso e cartilagem em torno da cartilagem esmagada (Breadon et al., 1979).

Turhan-Haktanir et al. Reportaram que os contornos do enxerto ósseo e de cartilagem eram radiologicamente semelhantes e não havia diferença estatisticamente significativa na regularidade dos contornos ou no aspecto radiológico da ossificação. Estes resultados podem indicar que os enxertos de cartilagem se assemelham ao osso. Por outras palavras, são calcificados radiologicamente. Nas avaliações histológicas da ossificação, não foi encontrada nenhuma diferença estatisticamente significativa entre a cartilagem e os enxertos ósseos. É possível que os enxertos de cartilagem venham a substituir os enxertos ósseos para ossificação no futuro. Além disso, como os enxertos ósseos podem ser absorvidos com o tempo, pensam que os enxertos de cartilagem podem ser superiores aos enxertos ósseos para ossificação em estudos a longo prazo (Turhan-Haktanir, 2005).

Sailer et al. trataram fracturas do seio frontal com cartilagem liofilizada e demonstraram uma calcificação radiologicamente progressiva desta cartilagem (Sailer, 1998).

3.1.5. Medula óssea

Tem sido relatado que a medula óssea aspira sozinha ou combinada com uma matriz osteocondutora promove a regeneração óssea em situações específicas. A transferência de células estaminais mesenquimais é um dos potenciais mecanismos de acção. Tem sido sugerido que o número de células estaminais mesenquimais necessárias para a regeneração óssea pode ser muito inferior ao número necessário para as técnicas de expansão de culturas, se houver factores osteoindutores adicionais. O objectivo da regeneração óssea baseada na retenção de células é fornecer um número menor mas suficiente de células estaminais mesenquimais, depois adicionar uma matriz portadora com propriedades osteoindutoras e osteocondutoras. Um grande aspirado de medula óssea pode ser passado sobre uma matriz óssea desmineralizada e enxertos corticocelulares como uma alomatriz que actua como uma superfície à qual as células estaminais podem aderir. Ao passar uma grande quantidade de medula óssea sobre a matriz, as células estaminais mesenquimais serão selectivamente preservadas e concentradas em comparação com o número de células encontradas apenas no mesmo volume de medula óssea. A alomatriz também funciona como uma matriz osteoindutora e osteocondutora. No modelo de cão com defeitos femorais, a administração de allomatrix por si só resultou numa melhoria de 33% dos defeitos. Quando apenas foi adicionada medula óssea, a taxa de recuperação foi de 50%, e a taxa de recuperação foi de 100% com técnicas de retenção selectiva de células (Karen & Johnston, 2012).

A medula óssea tem sido utilizada para estimular a formação óssea em defeitos esqueléticos e não-sindicais através de factores de crescimento segregados por citoquinas e células transplantadas. A principal vantagem da técnica de aspiração da medula óssea é que pode ser executada percutaneamente, quase sem morbilidade do paciente. A centrifugação da medula absorvida a 400 rpm durante dez minutos separa as células da medula óssea do plasma e reduz o volume do material injectado, preservando o potencial osteogénico das células. A proliferação e diferenciação das células estaminais pode ser aumentada adicionando factores de crescimento ou combinando-os em colagénio (Nandi et al., 2010).

A medula óssea autóloga misturada com 10 mg de matriz óssea desmineralizada tem sido utilizada com sucesso para preencher defeitos ósseos. A injecção autóloga de medula óssea com ou sem suporte tem sido utilizada para tratar a não união e a união retardada de vários ossos. No entanto, não pareceu apoiar a cicatrização mais rapidamente ou mais do que as técnicas tradicionais de enxerto ósseo (Nandi et al., 2010).

O volume da medula óssea a injectar é controverso. À medida que o volume de aspiração aumenta, o número de unidades formadoras de colónias positivas de fosfatase alcalina aumenta, mas torna-se mais diluído. Connolly et al sugeriram a centrifugação do aspirado para aumentar a percentagem de células e a eficácia do aspirado. Curylo et al. relataram bons resultados como um expansor de enxerto (auto-enxerto insuficiente reforçado com medula óssea) na fusão experimental da coluna póstero-lateral (Nandi et al., 2010).

3.1.6. Colagénio

O colagénio tipo I é abundante na matriz óssea extracelular e está associado a várias fases importantes da osteogénese, incluindo a deposição de minerais, o crescimento vascular e a ligação do factor de crescimento. A utilização de colagénio em enxertos ósseos é utilizada como matriz portadora de factores osteoindutores, tais como BMPs. O colagénio também pode ser usado como um composto com outros produtos de enxertos ósseos, tais como hidroxiapatite, fosfato tricálcico (TCP) ou medula óssea (Gemmill & Clements, 2016).

Chapman et al. realizaram uma comparação prospectiva, aleatória, tanto de enxerto ósseo autólogo de crista ilíaca (<30 cm3 volume necessário) como de medula óssea autóloga e material de enxerto de colagénio-cálcio no tratamento de fracturas ósseas longas agudas com fixação interna ou externa. Os autores não diferenciaram entre os dois grupos em termos de taxa de união ou medidas funcionais e concluíram que em doentes com defeitos ósseos longos traumáticos agudos, poderia ser utilizado material de medula óssea autóloga e de enxerto de colagénio-cálcio em vez de enxerto ósseo autólogo. Não há provas científicas de que os materiais de enxerto de colagénio-cálcio possam ser eficazmente substituídos por enxertos ósseos autólogos para estimular a cicatrização não sindical. O material de colagénio com medula óssea autóloga pode ser utilizado como substituto do enxerto ósseo autólogo para fracturas ósseas longas agudas suficientemente fragmentadas para requererem um enxerto ósseo quando se planeia uma fixação interna ou externa, ou com perda óssea cortical.

Quando a fonte de enxerto ósseo autólogo é limitada, não é recomendado para preencher defeitos ósseos metafisários causados por fracturas articulares e também para tratamento não sindical, para além do seu papel como expansor de enxerto ósseo (Nandi et al., 2010).

3.1.7. Omentum

Omentum é reconhecido como um recurso importante no fornecimento de nova vascularização aos implantes. A presença de vasos sanguíneos abundantes no omentum é uma fonte ideal de nutrientes, oxigénio, angiogénicos e factores de crescimento que criam um micro-ambiente favorável à indução tecidual. Um fluxo vascular adequado aumenta efectivamente a concentração de oxigénio e induz a produção de células osteoprogenitoras a partir de células mesenquimais perivasculares. Durante a angiogénese, o factor de crescimento endotelial vascular (VEGF) aumenta a permeabilidade capilar, fornece hormonas e factores de crescimento, e mantém um elevado nível de concentração de oxigénio.

3.2. Produtos de Enxerto Ósseo Sintético

O número de materiais sob investigação como material de enxerto ósseo é bastante elevado. Os materiais considerados incluem várias cerâmicas, hidroxiapatite, osso sem proteínas, produtos derivados do coral, fosfatos de cálcio, sulfatos de cálcio, andaimes de polímeros, polímeros poliláticos/ácidos poliglicólicos, bio vidro. Quando estes materiais são utilizados isoladamente, funcionam como materiais de enxerto ósseo osteocondutores. A discussão de todos os materiais será demasiado longa e de pouco valor clínico, uma vez que a maioria dos materiais analisados ou não estão aprovados ou não estão disponíveis comercialmente. Surpreendentemente, muitos não são regulamentados pela medicina veterinária. Esta secção está limitada aos materiais aprovados pela FDA para utilização em humanos (Karen & Johnston, 2012).

3.2.1. Cerâmica

As cerâmicas são andaimes sintéticos osteocondutores, geralmente fosfato tricálcico (TCP) ou hidroxiapatita. Quando utilizadas isoladamente, não apresentam propriedades osteogénicas nem osteoindutoras e não fornecem apoio estrutural imediato. No entanto, o osteóide (osso) pode desenvolver-se directamente na superfície cerâmica, o que facilita a osteointegração. A cerâmica é um sólido inorgânico produzido pela sinterização (tratamento térmico) de sais não metálicos para formar estruturas cristalinas. Em alguns casos, as propriedades da superfície tornam-se biocompatíveis e promovem o crescimento ósseo, pelo que estas cerâmicas são chamadas biocerâmicas. Dependendo da química e dos processos de sinterização, os materiais resultantes podem ter diferentes propriedades de dureza, resistência e fragilidade. Isto também afecta a absorção de componentes séricos que estão associados à capacidade das células osteogénicas de aderir, proliferar, dividir-se em células formadoras de ossos, e produzir matriz óssea. As cerâmicas são geralmente produzidas em grânulos, blocos porosos e cimentos. A chave para a formação biocerâmica é a porosidade interrelacionada que permite o crescimento do osso e da microvasculatura. Os poros de 300 a 500 microns são considerados os melhores para permitir a invasão das células osteoprogenitoras. No entanto, sem poros interligados, o crescimento vascular não pode ocorrer e, como resultado, a baixa oxigenação do microambiente fará com que as células estaminais sigam linhagens fibroblásticas, condroblásticas e mesmo adipoblásticas (Karen & Johnston, 2012).

3.2.2 Cerâmica de fosfato de cálcio

As cerâmicas de fosfato de cálcio são andaimes sintéticos que têm sido utilizados na odontologia desde o início dos anos 70 e na ortopedia desde os anos 80 (Nandi et al., 2010). Os fosfatos de cálcio são composições homogéneas de cristais recorrentes de maiores dimensões. O crescimento ósseo é necessário para que a matriz funcione como um material osteocondutor. Os produtos comerciais têm, portanto, diferentes graus de porosidade e interdependência. Estes materiais sintéticos fornecem graus variáveis de estabilidade biológica. Os fosfatos de cálcio são substituídos pela actividade osteoclástica, seguida pela actividade osteoblástica na matriz sintética, com o objectivo final de regeneração do osso cortical ou esponjoso. Geralmente, quanto mais estável for a estrutura cristalina, maior será a resistência do material, mas menor será a capacidade de absorção. Por conseguinte, os fosfatos de cálcio estão disponíveis em muitas formas, desde pastas a blocos duros (Karen & Johnston, 2012).

Grüninger et al. descreveram primeiro o termo "cimentos de fosfato de cálcio (CPC)" como: contendo um ou mais cristais de fosfato de cálcio como uma mistura de pós que reagem à temperatura ambiente ou corporal depois de misturar água ou uma solução aquosa num pó ou pasta que é um precipitado formado pela formação de uma mistura e a combinação dos cristais desta mistura entre si. Após a implantação, esta composição forma HAp in situ em contacto com o fluido fisiológico. Desde a sua descoberta como enxerto ósseo, os CPC têm atraído grande atenção e diferentes formulações têm sido propostas (Nandi et al., 2010).

Com base na fluidez da solução, os CPC têm sido utilizados como biomaterial injectável, especialmente para a vertebroplastia percutânea, cifoplastia e substituição óssea (Nandi et al., 2010).

A pasta ou cimento de fosfato de cálcio injectável oferece a vantagem de ser livremente moldado e adaptável a defeitos ósseos. A desvantagem da utilização destes materiais é que a proximidade do tecido ao osso hospedeiro é necessária para se conseguir a osteocondução. Mesmo quando isto acontece, o novo crescimento ósseo é frequentemente limitado porque estes materiais não são osteoindutivos. Foi demonstrado que um número de diferentes factores de crescimento derivados do osso que estimulam o crescimento ósseo, síntese de colagénio e reparação de fracturas, tanto in vitro como in vivo, são necessários para ultrapassar esta limitação (Nandi et al., 2010).

3.2.3. Hidroxiapatite de Cálcio

A hidroxiapatita é uma cerâmica biocompatível produzida por reacção a altas temperaturas e é uma forma cristalina de fosfato de cálcio de alta densidade. A composição nominal desta mistura é Ca10 (PO4)6 (OH)2 com uma razão atómica cálcio-fosfato de 1,67. A característica mais única deste material é a sua semelhança química com a fase mineralizada do osso. Esta semelhança explica o seu potencial osteocondutor e a sua excelente biocompatibilidade. A hidroxiapatita de cálcio / fosfato tricálcico (60/40) fornece uma estrutura ou andaime que pode ter uma interface estreita com o osso adjacente e tem uma aplicação limitada no tratamento de defeitos ósseos segmentares de carga, mas falha nas fases iniciais da implantação. A hidroxiapatita foi identificada como um excelente transportador de factores de crescimento osteoindutores e populações de células osteogénicas, contribuindo grandemente para a sua utilização futura como veículos de transporte bioactivos (Nandi et al., 2010).

O tamanho ideal do poro para uma biocerâmica deve ser semelhante ao osso esponjoso. Foi demonstrado que um tamanho de microporo de <10 μm permite a circulação do fluido corporal, e um tamanho de macroporo de > 50 μm permite a colonização de células ósseas, e considerando estas propriedades, é necessário um tamanho de poro de 100-200 μm e uma porosidade de 60-65%. Num outro estudo, o diâmetro ideal do poro de 565 μm é reportado como o tamanho ideal do macrópolo para o crescimento ósseo em comparação com um tamanho mais pequeno (300 μm). No entanto, num outro estudo de Kuhne et al., o tamanho óptimo dos poros foi encontrado em 500 μm. Num estudo experimental sobre caprinos com cerâmica porosa de fosfato de cálcio, Toth et al. descobriram que a cerâmica era eficaz para a fusão cervical anterior quando misturada com auto-enxerto a 70% (cerâmica), 30% (auto-enxerto). Johnson et al descobriram que só a hidroxiapatite deu maus resultados. (Nandi et al., 2010).

Nos últimos anos, tem havido esforços para desenvolver materiais biocerâmicos dopados para melhorar as propriedades mecânicas e biológicas, bem como a compatibilidade celular para utilização em aplicações de engenharia de tecidos. Como material sintético normalmente utilizado como revestimento para implantes dentários e ortopédicos, a hidroxiapatite (HA) é conhecida pela sua boa compatibilidade celular, mas a sua utilização é limitada devido às suas propriedades mecânicas diferentes do osso e tecido circundante e à sua moderada a baixa solubilidade no corpo. O HA dopado com manganês e/ou zinco como substitutos ósseos foi experimentado e resultou numa cinética de reabsorção mais rápida (Nandi et al., 2010).

Os pinos revestidos com Hydroxyapatite aumentam a fixação dos pinos e reduzem a taxa de infecção e afrouxamento durante a fixação externa, independentemente do tipo ósseo e das condições de carga (Nandi et al., 2010).

3.2.4. Fosfato tricálcico (TCP)

O TCP é bioabsorvível e biocompatível. A composição química e a cristalinidade do material são semelhantes à fase mineral do osso. A composição nominal da TCP é Ca3 (PO4)2. Existe em α ou β- formas cristalinas. A taxa de biodegradação é mais elevada em comparação com HA (Nandi et al., 2010).

Os implantes de fosfato tricálcico são utilizados há quase vinte anos como preenchimentos de vazios ósseos sintéticos em aplicações ortopédicas e dentárias. Acredita-se que melhora as propriedades esponjosas osteocondutoras, tais como o tamanho reduzido das partículas e a microporosidade interligada e promove a absorção atempada juntamente com o processo de remodelação. Zhang et al. relataram a formação óssea com células do estroma da medula óssea (BMSCs) e βtricalcium phosphate (β-TCP) como enxerto ósseo implantado nos músculos dorsais de ratos (Zhang et al., 2008). Cutright et al. relataram 95% de reabsorção de implantes cerâmicos de fosfato tricálcico na tíbia de rato durante 48 dias de pós-operatório com crescimento ósseo extensivo e reforma da medula óssea. Cameron et al. observaram tanto a toxicidade como o potencial de crescimento ósseo do TCP num modelo canino e reportaram que quando implantado em osso esponjoso, não houve tecido indesejável ou reacção sistémica e rapidamente infiltrado no osso e lentamente reabsorvido. Com beta-TCP, o rhBMP-2 é um composto promissor que tem osteogenicidade e é suficientemente eficiente para reparar grandes defeitos ósseos (Yoneda et al., 2005; Nandi et al., 2010).

As formas comercialmente disponíveis de fosfato tricálcico incluem ChronOS (Synthes Inc., West Chester, PA), um fosfato tricálcico beta disponível como calços e blocos granulares. Conduit (DePuy Orthopedics, Inc., Raynham, MA) é um fosfato tricálcico beta disponível sob a forma de grânulos. Calstrux (Stryker Biotech) contém um componente carboximetilcelulósico para lhe permitir assumir a propriedade de uma pasta moldável. Cellplex (Wright Medical Technology, Inc., Arlington, TN) é fornecido como grânulos de fosfato tricálcico e como uma estrutura adequada para misturar com aspirados de medula óssea. Integra Mosaic (Integra OrthoBiologics, Inc., Irvine, CA) é um fosfato tricálcico beta disponível como tiras e como pasta quando combinado com colagénio tipo I (Karen & Johnston, 2012).

3.2.5. Fosfato Bifásico de Cálcio

A combinação de hidroxiapatita com fosfato tricálcico resulta em fosfato bifásico de cálcio, um material com maior resistência estrutural e absorção mais rápida do que apenas a hidroxiapatita. O fosfato bifásico de cálcio (hidroxiapatita / fosfato tricálcico) está disponível como OpteMx (Exactech Inc., Gainesville, FL) em várias formas, incluindo grânulos, cunhas, varetas e cilindros. MasterGraft (Medtronic Spinal & Biologics, Inc., Minneapolis, MN) fornece hidroxiapatite / fosfato tricálcico como grânulos (Karen & Johnston, 2012).

3.2.6. Fosfato de Cálcio Nanocristalino

Consiste em várias formas de nanocristalino de fosfato de cálcio (BSM alfa, BSM gama, BSM beta; ETEX, Cambridge, MA) curado por reacção endotérmica. Estas formulações contêm diferentes resistências e durezas e estão disponíveis em formulações injectáveis (Karen & Johnston, 2012).

3.2.7. Sulfato de Cálcio

Os sulfatos de cálcio, conhecidos como gesso de Paris, têm sido estudados como material de enxerto ósseo durante muito tempo. Os sulfatos de cálcio têm uma taxa de absorção rápida e, por conseguinte, não são adequados para utilização a longo prazo como suporte estrutural ou como material osteocondutor. Os sulfatos de cálcio estão disponíveis como Osteoset e MIIG (Wright Medical Technology, Inc., Arlington, TN). Estes estão disponíveis como granulados. Formulações injectáveis estão disponíveis para procedimentos minimamente invasivos (Karen & Johnston, 2012).

3.2.8. Material de enxerto ósseo de coral

Chiroff et al. relataram que os corais obtidos pela primeira vez a partir de invertebrados marinhos, têm esqueletos de porosidade interligados que são semelhantes tanto ao osso cortical como ao osso esponjoso observado que são. A hidroxiapatite coralina é processada por um método hidrotérmico que converte fosfato de cálcio coral em hidroxiapatite cristalina com diâmetros de poro entre 200 e 500 μm e uma estrutura muito semelhante ao osso trabecular humano (Nandi et al., 2010). Uma vez que o carbonato de cálcio reabsorve mais rapidamente que a hidroxiapatita de cálcio, a alteração do grau desta conversão afecta grandemente a reabsorção. ProOsteon (Biomet Osteobiologics, Deerfield Beach, FL) é um derivado da coralina hidroxiapatite / carbonato de cálcio composto (Karen & Johnston, 2012).

Bucholz et al. relataram que o desempenho clínico do enxerto ósseo esponjoso autólogo e da hidroxiapatita de coralina foi semelhante ao preenchimento de vazios ósseos causados pelo colapso da superfície articular em fracturas do planalto tibial. Mais recentemente, a Coralyne hydroxyapatite tem sido utilizada como portadora de alguns factores de crescimento derivados do osso. Tem sido utilizada com sucesso como portadora de BMP no modelo de coelho (Nandi et al., 2010).

Gao et al. avaliaram os efeitos dos cilindros biocorais e TCP nos defeitos ósseos segmentares da tíbia (16 mm de comprimento) e observaram que o biocorais era superior ao TCP na reparação de defeitos segmentares nas extremidades portadoras de peso (Nandi et al., 2010).

3.2.9. Vidro bioactivo

Vidro bioactivo; é um composto duro e frágil de cálcio, fosfato e dióxido de silício, que tem propriedades osteocondutoras e de osteointegração. O osso liga-se muito bem ao vidro bioactivo. No entanto, o vidro bioactivo é muito forte e resistente à perfuração e formação; por conseguinte, é difícil de trabalhar e fixar com o osso hospedeiro adjacente. (Gemmill & Clements, 2016) A cerâmica de vidro bioactivo (Bioglass) foi desenvolvida pela primeira vez por Hench et al. Biocompatível com osso sem uma interface de tecido conjuntivo osteocondutor e fibroso.

está ligado. Este material é amplamente utilizado para preencher defeitos ósseos isoladamente e em conjunto com enxerto ósseo esponjoso autógeno ou alogénico. A biogás é composta principalmente de sílica, óxido de sódio, óxido de cálcio e fosfatos (Nandi et al., 2010). A adesão ao osso é causada por uma série de reacções sobre o vidro e a sua superfície. Após implantação prolongada, esta camada biológica de apatite é parcialmente substituída por osso. O comportamento dos vidros bioactivos depende da composição do vidro, do pH circundante, da temperatura e das camadas superficiais do vidro. Porosidade, crescimento vascular do osso recém-formado e osteoblastos, proporciona um andaime onde se pode acumular após diferenciação. A porosidade da biomassa é benéfica para a reabsorção e bioactividade (De Aza, 2003;

Nandi et al., 2010). A incorporação óssea foi significativamente aumentada por micro-gravação da superfície do vidro bioactivo, mas a composição do vidro afectou a intensidade da resposta. Noutro estudo, a micro-incrustação da superfície do biogás acelerou as alterações temporais na expressão de genes específicos envolvidos no processo de cura óssea. Os vidros bioactivos mostraram respostas suaves ou não inflamatórias nos tecidos circundantes em estudos histológicos in vivo. Os andaimes de fibra de vidro foram completamente absorvidos no prazo de 6 meses (Nandi et al., 2010).

Os óculos bioactivos são clinicamente utilizados na reconstrução timpanoplástica, como material de preenchimento em cirurgia tumoral benigna, para reconstrução de defeitos ósseos faciais, no tratamento de defeitos ósseos periodontais, obliteração de seios frontais, orbitais. Tem sido utilizado para a reparação de fracturas do fundo, fusão lombar e para a reconstrução do defeito da crista ilíaca após a colheita do enxerto ósseo (Nandi et al., 2010).

3.2.10. Materiais de enxerto ósseo à base de polímeros

Os polímeros oferecem algumas opções que outros grupos não oferecem. Os potenciais candidatos a substitutos dos enxertos ósseos, como muitos polímeros, representam diferentes propriedades físicas, mecânicas e químicas (Nandi et al., 2010).

Materiais de enxerto ósseo à base de polímeros;

Healos (DePuy Orthopedics, Inc, Varsóvia, Ind) é um produto à base de polímeros naturais, um composto polimero-cerâmico composto de fibras de colagénio revestidas com hidroxiapatite e especificado para fusões da coluna vertebral (Boughton et al.2001). Cortoss é um produto à base de resina injectável com aplicações para locais de suporte de carga (Laurencin et al., 2006). Rhakoss (Orthovita, Inc) é um composto de resina disponível como um produto sólido em várias formas para aplicações de espinha dorsal (Laurencin et al., 2006). Os polímeros sintéticos degradáveis são absorvidos pelo corpo como polímeros naturais. A vantagem de absorver o implante pelo corpo é que o corpo pode curar completamente sem deixar corpos estranhos.

Para este fim, as empresas têm utilizado polímeros degradáveis, tais como ácido poliláctico e ácido lactoglicólico como materiais isolados, e o enxerto de ácido hialurónico também tem sido utilizado para aplicações de barreira periodontal (Park et al., 2009).

3.2.11. Cimentos de ionómero de vidro

Os cimentos de ionómero de vidro são compostos de cálcio, alumínio e silicato de vidro misturados com ácido poliacrílico para produzir uma pasta de cimento poroso. Esta pode ser preparada em 10 minutos. É biocompatível, tem uma boa resistência à compressão e um módulo de elasticidade semelhante ao osso cortical. É também osteoindutora e osteointegrante. A desvantagem é que é frágil. Estes produtos são utilizados em implantes dentários humanos (Gemmill & Clements, 2016).

4. CONCLUSÃO

Este livro contém informação abrangente sobre materiais de enxerto e enxerto ósseo à luz da literatura actual. Como resultado da investigação, foi determinado que os enxertos ósseos podem ser necessários para muitos procedimentos. Tem havido muita investigação sobre enxertos ósseos desde que foram identificados os benefícios dos enxertos na cicatrização óssea. Embora existam muitos estudos sobre o desenvolvimento de novos enxertos ósseos, considerando as propriedades ideais do enxerto, verifica-se que o enxerto ósseo esponjoso autógeno, que tem sido utilizado durante muitos anos, é o mais próximo do ideal. A existência de problemas com o volume obtenível do enxerto ósseo esponjoso autógeno está ainda actualizada.

Como resultado, parece que nenhum dos enxertos ósseos desenvolvidos é tão benéfico como os enxertos ósseos autógenos. Por esta razão, pensa-se que a investigação deve ser continuada, a fim de desenvolver enxertos ósseos ideais.

5. KAYNAKLAR

Durmuş AS, Ünsaldı E (2001). Köpeklerde Deneysel Maddi Kayıplı Femur Kırıklarında Koral ve Spongiyöz Otogref Uygulamalarının Karşılaştırılması. Fırat Üniversitesi Sağlık Bilimleri Dergisi
15(1): 101 – 112.

Bigham-Sadegh A, Karimi I, Alebouye M, Shafie-Sarvestani Z, Oryan A (2013). Avaliação da cura óssea em defeitos da tíbia canina preenchida com auto-enxerto cortical, DBM comercial, DBM fetal de vitelo, omentum e DBM fetal de omentum-bezerro. J Vet Sci, 14(3):337-43.

Johnson AL, Houlton JEF, Vannini R (2005). AO Principles of Fracture Management in the Dog and Cat. 1 Edição, Georg Thieme Verlag, p: 81-87.

Arinzeh TL, Peter SJ, deputado Archambault, van den Bos C, Gordon S, Kraus K, Smith A, Kadiyala S (2003). As células estaminais mesenquimais alogénicas regeneram o osso num defeito segmentar canino de tamanho crítico, The Journal of Bone and Joint surgery, 85(10):1927-1935.

Bessa PC, Casal M, Reis RL, (2008). Proteínas morfogenéticas ósseas em engenharia de tecidos: O caminho do laboratório à clínica, parte II (entrega de BMP). J. Tissue Eng. Regen. Med. 2: 81–96.

Billy A. Smith, Mauricio Echeverri, Raul G. Caffesse (1987). Mucoperiosteal flaps com e sem remoção do epitélio de bolso. J Periodontol, 58(2): 78-85.

Vangsness CT Jr, Garcia IA, Mills CR, Kainer MA, Roberts MR, Moore TM (2003). Transplante de aloenxertos no joelho: regulação, obtenção, processamento, e esterilização de tecidos. Am J Sports Med, 31(3): 474-81.

Cameron K. Ledford, James A. Nunley, Nicholas A. Viens, ve Robert K. Lark (2013). Falhas do Xenograft Bovino em Cirurgia Reconstrutiva do Pé Pediátrico. J Ortopedia Pediátrica 33(4): 458-63.

Carreira AC, Lojudice FH, Halcsik E, Navarro RD, Sogayar MC, Granjeiro JM (2014). Proteínas morfogenéticas ósseas: Factos, desafios, e perspectivas futuras. J Dent Res, 93: 335-345.

Laurencin C, Khan Y, El-Amin SF (2006). Substitutos do enxerto ósseo. Expert Rev Med Devices, 3(1):49-57.

Charles E. DeCamp, Spencer A. Johnston, Loïc M. Déjardin, Susan L. Schaefer (2016). Brinker, Piermattei, e Flo's Handbook Of Small Animal Orthopedics And Fracture Repair. Quinta edição, Missouri: Elsevier Inc., p: 153-162.

Coupland BR (1969). Enxerto ósseo experimental no canino: a utilização de osso tibial normal autoclavado e autoclavado. Can Vet J, 10: 170-5.

DM forte, Friedlaender GE, Tomford WW, Springfield DS, Shives TC, Burchardt H, Enneking WF, Mankin HJ (1996). Respostas imunológicas em receptores humanos de aloenxertos ósseos e osteocondrais. Clin Orthop Relat Res, 326:107-14.

Dallari D, Savarino L, Stagni C, Cenni E, Cenacchi A, Fornasari PM, Albisinni, U, Rimondi, E, Baldini N, Giunti A (2007). Melhoramento da cura da osteotomia da tíbia com o uso de enxertos ósseos complementados com gel de plaquetas ou gel de plaquetas e células do estroma da medula óssea. J Bone Joint Surg Am, 89(11): 2413-2420.

Daniel D. Lewis, Robert B. Parker, Mark S. Bloomberg (2009). Self-Assessment Colour Review of Small Animal Orthopaedics. 4 Edição, Londres: Manson Publishing Ltd., p: 119-120.

De Aza PN, Luklinska ZB, Santos C, Guitian F, De Aza S. (2003). Mecanismo de formação óssea sobre um implante bioactivo in vivo. Biomateriais, 24(8), 1437-1445.

Dominique Griffon, Annick Hamaide (2016). Complicações em Cirurgia de Pequenos Animais, 1 Edição, Índia: John Wiley & Sons, Inc., p:897-902.

Düzenli D (2016). Comparação Clínica e Radiográfica da Fibrina Rica em Plaquetas Combinada com Xenograft Derivado de Bovinos Versus Xenograft Sozinho no Tratamento de Periodontal Defeitos Intrabonianos. Instituto de Ciências da Saúde da Universidade de Yeditepe Departamento de Periodontologia, Tese de Doutoramento.

Slatter D (2003). Livro-texto da Cirurgia de Pequenos Animais. Vol 1, 3rd Edition, Philadelphia: Saunders Press, p: 1875-1891

Elsalanty ME, DG Genecov (2009). Enxertos ósseos em cirurgia craniofacial. Craniomaxillofac Trauma Reconstrução, 2(3):125-34.

Gadeau AP, Chaulet H, Daret D, Kockx M, Daniel-Lamaziere JM (2001). Curso temporal de acumulação de osteopontino, osteocalcina, e osteonectina e calcificação após lesão aguda da parede dos vasos. J Histochem Cytochem, 49(1), 79-86.

Breadon GE, Kern EB, Neel HB 3rd (1979). Auto-enxertos de osso e cartilagem não triturados e esmagados. Observações experimentais e implicações clínicas. Arco Otolaryngol, 105(2):75-80.

Goldberg VM, Stevenson S (1987). História natural dos auto-enxertos e aloenxertos. Clin Orthop Relat Res, 225: 7–16.

Graham S, Leonidou A, Aslam-Pervez N, Hamza A, Panteliadis P et al. (2010). Terapia biológica dos defeitos ósseos: a imunologia da alotransplantação óssea. Expert Opinião Biol Ther, 10(6), 885-901.

Zipfel GJ, Guiot BH, Fessler RG (2003). Enxertia óssea. Neurosurg Focus, 15;14(2):e8.

Sailer HF, Grätz KW, Kalavrezos ND (1998). Fraturas do seio frontal: princípios de tratamento e resultados a longo prazo após a obliteração do seio com a utilização de cartilagem liofilizada. J Craniomaxillofac Surg, 26(4):235-42.

Koga H, Engebretsen L, Brinchmann JE, Muneta T, Sekiya I (2009). Terapia baseada em células estaminais mesenquimais para reparação de cartilagens: uma revisão. Knee Surg Sports Traumatol Arthrosc, 17(11):1289-97.
Gray JC, Elfos MW (1979). Osteogénese precoce İn Osteogénese compacta İsografts: Um estudo quantitativo das contribuições das diferentes células de enxerto. Tecido Calcificado İnternational, 29 (1), 225-237.

Javaid MA, Kaartinen MT (2013). Engenharia de tecidos ósseos baseada em células estaminais mesenquimais. Int. Amolgadela. J. Stud. Res. 1, 24-35.

Osborne JC, Norman KG, Maye T, Malone P, Brubaker SA (2016). American Association Of Tissue Banks Standards For Tissue Banking, 14th Edition,

McAuliffe JA. Substitutos do enxerto ósseo. J Hand Ther. 2003 Abr-Jun;16(2):180-7.

Lewis JR, Boudrieau RJ, Reiter AM, Seeherman HJ, Gilley RS (2008). Reconstrução mandibular após traumatismo com arma de fogo num cão pelo uso de proteína-2 morfogenética óssea humana recombinante. J Am Vet Med Assoc, 15;233(10):1598-604.

Johnson KA, Bellenger CR (1980). Os efeitos do enxerto ósseo autólogo na cicatrização óssea após artrodese do carpo no cão. Vet Rec 107, 126-132.

Park JK, Yeom J, Oh EJ, Reddy M, Kim JY, Cho DW, Lim HP, Kim NS, Park SW, Shin HI, Yang DJ, Park KB, Hahn SK (2009). Regeneração óssea guiada por películas de bi-camada de ácido hialurónico enxertado de poli(ácido láctico-co-glicólico) para aplicações de barreira periodontal. Acta Biomater, 5(9):3394-403.

Tobias KM, Johnston SA (2012). Cirurgia Veterinária: Pequeno Animal. Vol 1, 1 Edição, Kanada: Elsevier Inc., p: 676-684.

Tobias KM, Johnston SA (2018). Cirurgia Veterinária: Pequeno Animal. Vol 1, 2 Edição, Canadá: Elsevier Inc., p: 783-794.

Kerwin SC, Lewis DD, Elkins AD ve ark. (1996). Enxertos ósseos celulares alogénicos ultracongelados em 10 cães: Uma série de casos. Vet Surg, 25(1)18-28.

Kirker-Head CA, Boudrieau RJ, Kraus KH (2007). Use of bone morphogenetic proteins for augmentation of bone regeneration, J Am Vet Med Assoc, 231(7), 1039-1055.

Larry L. Hench, Julia M. Polak (2002). Materiais Biomédicos de Terceira Geração. Science, 295(5557), 1014-1017.

Laurencin C, Khan Y, El-Amin SF (2006). Substitutos do enxerto ósseo. Expert Rev Med Devices, 3, 49-57.

Kheirallah M, Almeshaly H (2016). Substitutos do enxerto ósseo para a regeneração dos defeitos ósseos. Uma Revisão Colectiva. International Journal of Dentistry and Oral Science (IJDOS), 03(5), 247-257.

Bojrab JM, Waldron D, Toombs JP (2014). Técnicas Actuais em Cirurgia de Pequenos Animais. 5ª Edição, Tenton NewMedia, p: 858-871.

Sciadini MF, Johnson KD (2000). Avaliação da proteína-2 morfogenética óssea humana recombinante como um substituto do enxerto ósseo num modelo de defeito do segmento canino. J Orthop Res, 18(2):289-302.

Schultheiss M, Sarkar M, Arand M, Kramer M, Wilke HJ, Kinzl L, Hartwig E (2005). Blocos de ossos celulares bovinos preservados com solvente utilizados para reconstrução de fracturas toracolombares em cirurgia minimamente invasiva da coluna vertebral - primeiros resultados clínicos. Eur Spine J, 14(2):192-6.

Marsh JL (2006). Principles of bone grafting: non-union, delayed 19. union. Cirurgia 24(6), 207-210.

Yoneda M, Terai H, Imai Y, Okada T, Nozaki K, Inoue H, Miyamoto S, Takaoka K (2005). Reparação de um defeito ósseo longo intercalado com um implante sintético biodegradável indutor de osso. Biomateriais, 26(25):5145-52.

Elfos MW, Pratt LM (1975). The Pattern of New Bone Formation in Isografts of Bone, Acta Orthopaedica Scandinavica, 46(4), p: 549-560.

Zhanga M, Wanga K, Shia Z, Yangb H, Danga X, Wang W (2010). Osteogénese da construção combinada BMSCs com β-TCP em rato, Journal of Plastic, Reconstructive & Aesthetic surgery, 63(2), 227-232.

Shibuya N, Júpiter DC (2015). Substituto do enxerto ósseo: allograft e xenograft. Clínicas em medicina e cirurgia podiátrica, 32(1), 21-34.

Turhan-Haktanir N, Uysal OA, Haktanir A, Yıldız L (2005). Avaliação Radiológica e Histológica de Enxertos de Cartilagem em Cubos para Defeitos Ósseos Cranianos de Coelhos: Um Estudo Experimental. Cirurgia Plástica Estética, 29(3), 195-201.

Xiang-Ying O, Jing Q (2006). Efeito do plasma rico em plaquetas no tratamento de defeitos intra-ósseos periodontais em humanos. Chin Med J (Engl), 119(18), 1511-1521.

Boughton P, Ferris D, Ruys A J (2001). Um Material Cerâmico-Polímero Funcionalmente Graduado: Uma Prótese de Disco Novel. 25ª conferência anual sobre compósitos, cerâmicas avançadas, materiais e estruturas: B: Procedimentos científicos e de engenharia cerâmica, 22, 593-600.

Robey PG (2000). Introdução da série: Células estaminais próximas da marca do século, J Clin Invest,105(11), 1489-1491.

Hanna R, Trejo PM, Weltman RL (2004). Tratamento de defeitos intra-ósseos com xenoenxerto de origem bovina sozinho e em combinação com plasma rico em plaquetas: um ensaio clínico aleatório. J Periodontol, 75(12), 1668-77.

Robert L. Bergman, Jonathan M. Levine, Joan R. Coates, Anne Bahr, Bianca F. Hettlich, Sharon C. Kerwin (2008). Placa de bloqueio espinal cervical em combinação com aloenxerto de anel cortical para uma fusão de um nível em cães com mielopatia espondilótica cervical. Cirurgia Veterinária, 37, 530-536.

Ronald W. Lindsey, Zbigniew Gugala, Edward Milne, Michael Sun, Francis H. Gannon, Loren L. Latta (2006). A eficácia da gaiola cilíndrica de malha de titânio para a reconstrução de um defeito diafisário segmentar femoral canino de tamanho crítico. Journal Of Orthopaedic Research, 24, 1438-1453.

Nandi SK, Roy S, Mukherjee P, Kundu B, De DK, Basu D (2010). Aplicações ortopédicas de enxertos e substitutos de enxertos ósseos: uma revisão. Indian Journal of Medical Reseach, 132(1), p:15-30.

Scaglione M, Fabbri L, Dell'Omo D, Gambini F, Guido G (2014). Não uniões ósseas longas tratadas com células concentradas de medula óssea autólogas combinadas com aloenxertos ósseos secos. Musculoskelet Surg, 98(2), 101-106.

Séguin B, Walsh PJ, Mason DR, Wisner ER, Parmenter JL, Dernell WS (2003). Utilização de um auto-enxerto ipsilateral vascularizado de transposição ulnar para a cirurgia de parto do raio distal em cães: um estudo anatómico e clínico. Vet Surg, 32(1):69-79.

Sonis ST, Williams RC, Jeffcoat MK, Black R, Shklar G (1985). Cura de Defeitos Periodontais Espontâneos em Cães Tratados com Osso Xenogénico Desmineralizado. J Periodontol, 56(8) 470-9.

Martinez SA, Walker T (1999). Bone grafts, Veterinary Clinics of North America: Small Animal Practice, 29(5), 1207-1219.

Stevens B, Yang Y, Mohandas A, Stucker B, Nguyen KT (2008). Uma revisão dos materiais, métodos de fabrico, e estratégias utilizadas para melhorar a regeneração óssea nos tecidos ósseos artificiais. J Biomed Mater Res B, 85(2), 573-582.

Sempuku T, Ohgushia H, Okumur M, Tamai S (2005). Potencial osteogénico de células alogénicas de medula de rato em cerâmica hidroxiapatita porosa: Um estudo histológico, J Orthop Res, 14(6), 907-913.

Tomita T, Hashimoto H, Tomita N, Morishita R, Lee SB, Hayashida K, Nakamura N, Yonenobu K, Kaneda Y, Ochi T (1997). Transferência in vivo directa de genes para cartilagem articular por injecção intra-articular mediada pelo HVJ (vírus Sendai) e lipossomas. Arthritis & Rheumatismos, Jornal Oficial do Colégio Americano de Reumatologia, 40(5), 901-906.

Tevlin R, McArdle A, Atashroo D, Walmsley GG, Senarath-Yapa K, Zielins ER, Paik KJ, Longaker MT, Wan DC, (2014). Biomateriais para a engenharia óssea craniofacial. J. Dent. Res. 93, 1187-1195

Fossum TW (2019). Cirurgia de pequenos animais. 5 Edição, China: Elsevier, Inc., p: 992-994, 1166, 1308.

Einhorn TA, Majeska RJ, Rush EB, Levine PM, Horowitz MC (1995). A expressão da actividade das citocinas por calo de fractura. J Bone Miner Res, 10.1272-81.

Thomas E. Mroz, Michael J. Joyce, Michael P. Steinmetz, Isador H. Lieberman, Jeffrey C. Wang (2008). Musculoskeletal allograft risks and recalls in the United States. Journal of the American Academy of Orthopaedic Surgeons, 16(10), 559-565.

Gemmill TJ, Clements DN (2016). Manual BSAVA de reparação e gestão de fracturas caninas e felinas. 2 Edição, Gloucester: British Small Animal Veterinary Association, p:120-125.

Urist MR, Strates BS (1971). Proteína morfogenética óssea. J. Dent. Res., 50, 1392-1406

Urist MR, Mikulski AJ, Lietz A. (1979). Solubilized and insolubilized bone morphogenetic protein, Proc Natl Acad Sci USA, 76, 1828-1832.

Schwartz Z, Weesner T, Van Dijk S, Cochran DL, Mellonig JT, Lohmann CH, Carnes DL, Goldstein M, Dean DD, Boyan BD (2000). Capacidade de osso bovino desproteinizado cancelloso para induzir nova formação óssea. J Periodontol, 71(8), 1258-69.

Zeeshan Sheikh, Mohammad Ahmad Javaid, Nader Hamdan, Raheel Hashmi (2015). Regeneração Óssea Utilizando Proteínas Morfogenéticas Ósseas e Vários Portadores de Biomateriais. Materiais, 8(4), 1778-1816.

Zhang X, Guo J, Zhou Y, Wu G, (2014). Os papéis das proteínas morfogenéticas ósseas e a sua sinalização na osteogénese das células estaminais derivadas de adipos. Eng. B Rev., 20, 84-92.

More
Books!

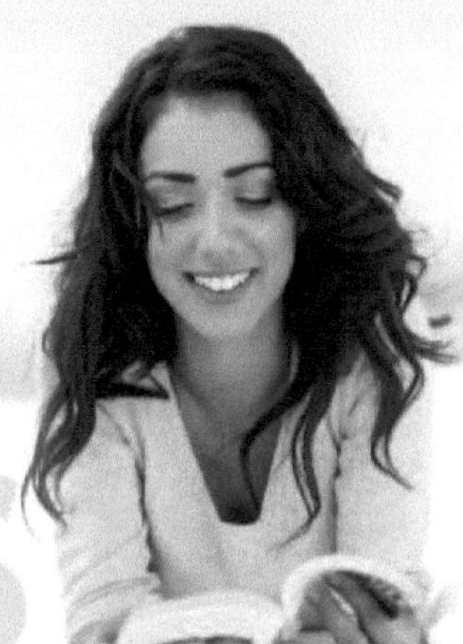

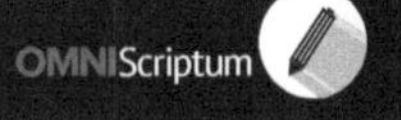

OMNIScriptum

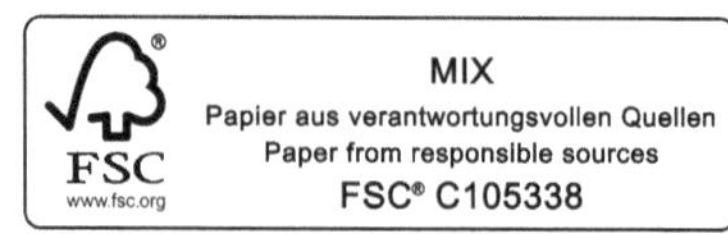

Printed by Books on Demand GmbH, Norderstedt / Germany